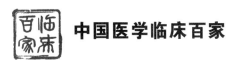
中国医学临床百家

许天民 ／ 著

四维正畸学
许天民 2020 观点

U0349405

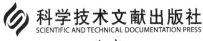
科学技术文献出版社
SCIENTIFIC AND TECHNICAL DOCUMENTATION PRESS
·北京·

图书在版编目（CIP）数据

四维正畸学许天民2020观点 / 许天民著. —北京：科学技术文献出版社，
2020.9（2024.11重印）
ISBN 978-7-5189-7013-1

Ⅰ.①四… Ⅱ.①许… Ⅲ.①口腔正畸学 Ⅳ.① R783.5

中国版本图书馆 CIP 数据核字（2020）第 152608 号

四维正畸学许天民2020观点

策划编辑：李 丹 责任编辑：李 丹 责任校对：王瑞瑞 责任出版：张志平

出 版 者	科学技术文献出版社	
地 址	北京市复兴路15号 邮编 100038	
编 务 部	(010) 58882938，58882087（传真）	
发 行 部	(010) 58882868，58882870（传真）	
邮 购 部	(010) 58882873	
官 方 网 址	www.stdp.com.cn	
发 行 者	科学技术文献出版社发行 全国各地新华书店经销	
印 刷 者	北京虎彩文化传播有限公司	
版 次	2020 年 9 月第 1 版 2024 年 11 月第 7 次印刷	
开 本	710×1000 1/16	
字 数	117千	
印 张	14 彩插20面	
书 号	ISBN 978-7-5189-7013-1	
定 价	148.00元	

序
Preface

韩启德

　　欧洲文艺复兴后，以维萨利发表《人体构造》为标志，现代医学不断发展，特别是从 19 世纪末开始，随着科学技术成果大量应用于医学，现代医学发展日新月异，发生了根本性的变化。

　　在过去的一个世纪里，我国现代化进程加快，现代医学也急起直追。但由于启程晚，经济社会发展落后，在相当长的时期里，我国的现代医学远远落后于发达国家。记得 20 世纪 50 年代，我虽然生活在上海这个最发达的城市里，但是母亲做子宫切除术还要到全市最高级的医院才能完成；我患猩红热继发严重风湿性心包炎，只在最严重昏迷时用过一点青霉素。20 世纪 60—70 年代，我从上海第一医学院毕业后到陕西农村基层工作，在很多时候还只能靠"一根针，一把草"治病。但是改革开放仅仅 40 多年，我国现代医学的发展水平已经接近发达国家。可以说，世界上所有先进的诊疗方法，中国的医生都能做，有的还做得更好。更为可喜的是，近年来我国医学界开始取得越来越多的原创性成果，在某些点上已经处于世界领先地位。中国医生已经不再盲从发达国家的疾病诊疗指南，而能根据我们自己的经验和发现，根据我国自己的实际情况制定临床标准和规范。我们越来越有自己的东西了。

要把我们"自己的东西"扩展开来，要获得越来越多"自己的东西"，就必须加强学术交流。我们一直非常重视与国外的学术交流，第一时间掌握国外学术动向，越来越多地参与国际学术会议，有了"自己的东西"也总是要在国外著名刊物去发表。但与此同时，我们更需要重视国内的学术交流，第一时间把自己的创新成果和可贵的经验传播给国内同行，不仅为加强学术互动，促进学术发展，更为学术成果的推广和应用，推动我国医学事业发展。

我国医学发展很不平衡，经济发达地区与落后地区之间差别巨大，先进医疗技术往往只有在大城市、大医院才能开展。在这种情况下，更需要采取有效方式，把现代医学的最新进展以及我国自己的研究成果和先进经验广泛传播开去。

基于以上考虑，科学技术文献出版社精心策划出版《中国医学临床百家》丛书。每本书涵盖一种或一类疾病，由该疾病领域领军专家撰写，重点介绍学术发展历史和最新研究进展，并提供具体临床实践指导。临床疾病上千种，丛书拟以每年百种以上规模持续出版，高时效性地整体展示我国临床研究和实践的最高水平，不能不说是一个重大和艰难的任务。

我浏览了丛书中已经完稿的几本书，感觉都写得很好，既全面阐述了有关疾病的基本知识及其来龙去脉，又介绍了疾病的最新进展，包括笔者本人及其团队的创新性观点和临床经验，学风严谨，内容深入浅出。相信每一本都保持这样质量的书定会受到医学界的欢迎，成为我国又一项成功的优秀出版工程。

《中国医学临床百家》丛书出版工程的启动，是我国现代医学百年进步的标志，也必将对我国临床医学发展起到积极的推动作用。衷心希望《中国医学临床百家》丛书的出版取得圆满成功！

是为序。

作者简介

Author introduction

许天民，北京大学口腔医（学）院教授，主任医师，博士研究生导师。

本科毕业于南京医学院口腔系，留校工作2年后考入北京医科大学口腔医院（现北京大学口腔医院）正畸科，师从黄金芳教授和林久祥教授，毕业后留校工作至今。期间曾受李汉森国际基金会资助赴美国旧金山加州大学牙科学院正畸科做博士后研究工作，师从美国正畸临床研究著名专家Sheldon Baumrind教授；1996年年底申请到旧金山加州大学STARR基金会留学回国人员科研基金，回母校北京大学口腔医（学）院口腔正畸科开展正畸临床研究工作。目前已从事正畸临床、教学、科研工作30余年，培养正畸博士研究生、硕士研究生50余名，发表正畸临床研究论文170多篇。

曾任北京大学口腔医（学）院正畸科主任、中华口腔医学会口腔正畸专业委员会第四届主任委员、亚太正畸学会（APOS）执行委员。现任中华口腔医学会副秘书长、学术部部长；美国凯斯西储大学牙科学院客座教授，受聘为该大学国际正畸硕士课程班中方项目教学主任；《中华口腔正畸学杂志》副主编，《美国正畸学杂志》（AJO-DO）、《欧洲正畸学杂志》（EJO）、《正畸与颅面研究杂志》（OCR）编委，《中华口腔医学杂志》《现代口腔医学杂志》《国际口腔医学杂志》《中国实用口腔科杂志》等编委；世界正畸联盟（WFO）理事，美国正畸学会（AAO）、欧洲正畸学会（EOS）会员，美国Tweed国际基金会荣誉学术会员，国际牙科学院（ICD）院士。中国Tweed中心创建主任，美国三维头影测量专家组初创会员。

生理性支抗控制理论的创始人，于2010年推出生理性支抗控制矫治系统，该系统的硬件获得多项中国及美国发明专利及实用新型专利；2012—2018年连续6次应美国正畸学会邀请在其AAO年会大会发言，介绍生理性支抗控制理念和四维正畸概念，部分讲座内容纳入美国继续教育学分项目；2017年受Springer邀请，主编英文专著 *Physiologic Anchorage Control—A New Orthodontic Concept and its Clinical Application*。

前 言
Foreword

　　2016 年，科学技术文献出版社的编辑邀请我撰写一本我对口腔正畸学的个人观点的专著，因为我当时正在完成 Springer 邀请撰写的 *Physiologic Anchorage Control—A New Orthodontic Concept and its Clinical Application* 一书，确实没有精力开启一本新书的撰写工作，就暂时搁置了本书的写作计划。2017 年，英文专著出版后，国内外正畸界的各种学术会议、培训班、继续教育讲座的邀请纷繁踏至，加上北京大学口腔医（学）院正畸科医、教、研本身的工作压力，让我实在没有精力捡起这件事。出版社每年年底会打来电话询问这本书的进展，提醒着我他们还没有放弃，在此，我首先要感谢本书编辑的执着。

　　2020 年年初，新冠病毒来袭，把全国人民都困在了家中，日常上门诊的时间空出来、华正多维培训中心计划的正畸课程停下来、原计划用来准备今年 5 月在美国正畸学会（AAO 2020）年会发言的时间也空了出来（2 月底，AAO 来信婉拒了所有中国演讲人），我终于下定决心开始撰写这本

3年前就该完成的专著。

但是，我该写什么呢？

市面上的正畸专业书大致可以分为4类：①教材。我个人参加教材编写的经验是，这类书考虑最多的是使用院校的数量，如全国教材就希望有全国主要院校该专业的主任、著名教授参编，地区教材当然要涵盖当地院校的主要教授，每位教授进行分工，每人负责1～2章，每章之间通常没啥联系，好在分工明确，重复的机会也不多，而且教材通常是求同不存异，教授们写的一般都是经典理论和当前的学术进展，没有人写自己观点。②汇编。汇编内容的范围可大可小，形式上类似于扩充版的教材，即把本专业已有的或新出现的理论、技术，或把某一种疾病的所有已知诊疗方法汇集到一本书里，它比教材更加充实，但它是可以求同存异的，所以可能会前后矛盾。③技术类的专著。这种类型的图书通常由技术的发明人或擅长该技术的专家进行撰写，由于国内口腔正畸学起步比国外晚，所以大多数是译著。④专家观点类图书。前三类我都写过，唯独这个第四类我是第一次，因为从书名就可以看出，这本书的内容得是我的观点，而不是现有理论和技术的综述，这对任何一名专家来说无疑都是一个不小的挑战。所幸的是，我们课题组拥有20多年的正畸临床研究，这的确改变了我对口腔正畸学的很多认知，我相信基于这些临床研究成果和我本人30多年的正畸临床实践而凝练出来的观点应该对年轻正畸医生的成长有所启迪。所以这本书与其说是专家观点，不如说是专家在自己的成长过程中逐渐形成的认识口腔正畸学的一个新的视角。

除了临床和科研，我本人在北京大学口腔医（学）院的工作还有教学，同时由于我在中华口腔医学会工作，又发明了生理性支抗Spee氏弓矫治系统（Physiologic Anchorage Spee-wire System，PASS），我每年都会举办不同形式的继续教育培训班。在自己20多年的正畸教学生涯中（之前的10年只能算是自己学习成为正畸医生和老师的阶段），我发现很多研究生、进修生、培训班学员在学习正畸学时最大的问题不是掌握不了具体的技术，而是不会思考问题。有的学生即使学会了所有的操作，面对临床病例时仍然不知道从何处下手，甚至是一出手就错了；还有的学生是纠结于某个局部的技术细节问题，却忽略了整体或关键性问题；再有的学生是缺乏辨别是非的能力，固守一些已经被现在循证医学结果证明是无效的理论或方法。即使大家在学习时上的课是一样的，但临床诊疗的水平却是不一样的。我认为这其中的差距主要还是思维方式的不同，但没有哪本正畸教科书会告诉学生如何把所学的知识串在一起去思考问题，因为教材的任务是把每个必需的专业知识点教给学生，但每一章的内容都是不同的专家在写，章与章之间没有明显的关联，这些知识进入学生大脑后，具有好的思维方式的学生会经过自己的消化吸收组装成一套完整的专业知识体系，但不具备这种思维方式的学生似乎只是把这些片段的知识存储在了大脑的不同部位，考试时也都能调动出来，但不知道怎么把知识组装到一起去解决临床实际问题。我希望本书能够弥补教材在这方面的局限性，即把教材中孤立的章节用五个模块串联起来，把课本上已有的知识和近年来我们课题组在临床研究领域的最新进展搭建在一个整体知识框架下，形成一个认识口腔正畸学的新的思维框架，希望对在正畸学习中遇到困惑的研究生、进修生，或正畸临床工作中遇到瓶颈的医生有所帮助。

按照我的理解，既然这套书的副标题是"许天民2020观点"，就没必要像写教材那样面面俱到地介绍所有的知识点；相反，我应该在贯穿全书的正畸知识框架中加入自己的矫治理念。我们课题组创立的生理性支抗控制理念的最大特点是在矫治目标、诊断方法、矫治设计及矫治器中增加了时间维度的因素考量，我把这种对正畸诊断和矫治机制的认知模式称为"四维正畸观"。从三维错殆畸形的矫治到四维诊疗模式的建立，反映的是一个从静态正畸认知模型向动态正畸认知模型的跃迁。四维正畸观源于我在美国的导师 Sheldon Baumrind 教授在 AAO 年会上的一次关于四维正畸学内容的演讲。Baumrind 教授的实验室和我的实验室保持了 20 多年的合作研究，老教授最后的几篇文章基本都是和我们课题组合作发表的，他的思想也潜移默化地影响了我们课题组的研究。而我在国内的导师林久祥教授收集的中国青少年颅面生长发育纵向样本，为我回国后研究中国青少年牙齿位置和角度随着颌骨生长的变化规律奠定了基础。如今回顾我们课题组 40 多位博士研究生、硕士研究生完成的正畸临床研究，四维正畸观的思想日益清晰，她正在不断刷新着我对正畸学的认知，并且基于这种认识论我们设计了生理性支抗控制矫治系统，将新的矫治理论预置在固定矫正器之中，明显简化了支抗控制技术。这可以说是第一个考虑到如何利用牙齿生长发育这个慢变量来设计托槽角度的固定矫治系统，是四维矫治理念的一个具体应用。虽然颅面生长发育对于正畸医生来说并不陌生，但大多数正畸医生头脑中的生长发育都是专指颌骨的，针对生长改良用的；具体到固定矫正器托槽角度的设计都是基于生长结束后牙齿的那个最终角度为正常值，无论是最佳自然𬌗六标准还是基于各国正常𬌗测量数据设计的直丝弓都是基于这种静态牙齿三维位置的假设，部分加入了过矫正的角度设计，主要还是基于机械力和余隙的考虑；而我这里说的四维矫治器设计是指将牙齿在矫治过程中的生长变化规律考虑在托槽角度的设计中，是基于牙列是处于动态变化之中的这个基础假设来设计如何利用有利的变化而阻止不利的变化建立起来的矫治系统，并且利用了口腔生理性的力量。这两种固定矫正器在设计思想上最大的区别是：前者是基于静态的、三维的机械性正畸认知模型；后者是基于动态的、四维的生理性正畸认知模型。在此，我要衷心感谢 Baumrind 教授对我正畸学思想的启迪，感谢林久祥教授对中国青少年颅面生长发育研究付出的艰辛努力，感谢所有研究生们对这一矫治理念的形成所付出的心血和贡献，本书中的很多观点都来源于我的课题组研究生们的毕业论文。

基于四维正畸观，我在书中倡导了生理性正畸认知模型，希望能帮助年轻的正畸学者、正畸医生突破机械性正畸认知模型的思维框架，用一种新的、多元的视角去看待口腔正畸学。希望书中介绍的四维正畸观、生理性正畸认知模型能够带给年轻正畸医生一双"慧眼"，帮助他们透析正畸临床上的各种现象，从而规避临床上很多由于认知缺陷又缺少经验而带来的风险，并帮助他们用科学思维去探索正畸学现象背后的规律，促进口腔正畸学科的发展。

由于是个人观点，就难免有失偏颇，不当之处欢迎同行专家批评指正。好在书名的副标题是"许天民2020观点"，给了一个时间限制，这就意味着随着对正畸学的不断研究，随着这个学科的不断发展，我还有可以纠错和更新的机会。

在本书即将完稿之际，我非常高兴地得知我们课题组的科研项目"生理性支抗控制理论的提出及矫治系统的研发与推广应用"荣获2019年度北京医学科技奖、2020中华口腔医学会科技奖。在此，我衷心感谢为创建生理性支抗控制理论体系及PASS矫治系统做出过贡献的同事、同行和同学们，并以此书作为生理性支抗控制研究二十周年与PASS系统推出十周年的献礼之作。

目 录

Contents

错殆畸形的本质与口腔正畸学

口腔是人类与外界沟通最重要的器官之一，它不仅是消化系统的第一道关口，承担着初加工食物的主要功能；而且是人类之间进行语言及表情沟通最重要的部位；此外还与面部形象、呼吸功能、情感交流等息息相关。复杂的功能决定了口颌系统具有非常复杂的软硬组织结构，而口腔正畸学正是研究这些复杂结构之间的相互关系，协调各组成部件之间的功能，以及维护整个系统尽可能长期健康运行的一门学科。所以口腔正畸医生面对的是一个复杂的、在人的一生中不断发生动态变化的口颌系统，而不单单是一副排列得不够漂亮的牙齿。只有我们对这个系统的认识越全面，作为正畸医生的诊疗水平才会越高。

1. 认识错殆畸形

错殆畸形被定义为儿童在生长发育过程中，由于先天的遗传因素或后天的环境因素，如疾病、口腔不良习惯、替牙障碍等导致的牙、颌、面关系的不协调。按照这个定义，它首先是一个发育畸形，所以会随生长而改变；第二，它的影响因素既可以是先天的遗传因素，也可以是后天的环境因素，所以有些问题我们能改变，有些问题我们目前的正畸学手段还改变不了；第三，它最后呈现的结果是牙、颌、面关系的不协调，提示我们不仅要去诊断牙齿错位的问题，还要诊断颌骨的位置、形态、大小是否正常，以及牙齿和颌骨相互间的关系及其对面型的影响等，而面形美观对现代人的重要性不言而喻。可见错𬌗畸形不仅影响口腔正常功能，而且影响患者的身、心健康。

要诊断错𬌗畸形就必须先定义什么是正常𬌗？正常𬌗要求上下牙列整齐、尖窝咬合关系正确、颌面关系协调。但人群中正常𬌗的比例大吗？这个取决于我们的标准掌握得是否严格，如果按照理想正常𬌗的标准，91.2% 的人都有错𬌗畸形；但如果按照个别正常𬌗的标准，也就是可以有轻微的牙齿不齐、轻度的牙𬌗关系不调，只要对生理过程无大妨碍即不算错𬌗畸形，那患病率可以下降到 72.97%。两个标准之间相差了近 20 个百分点，可见轻度的错𬌗畸形是普遍存在的，只要不影响口颌功能，对美观影响不大，并不都需要矫治。

牙齿是什么时候看上去不美观了呢？最常见的就是拥挤不齐。为什么拥挤最常见？这与人类口颌系统的进化有着密切的关系。远古时代，当人类还需要用牙齿撕咬生肉时，颌骨和咀嚼肌都非常发达，有足够的空间容纳所有的牙齿，而且咀嚼食物时产生的牙齿间的磨耗还可能使牙齿宽度减小，相当于自然的邻面片磨，因此牙齿很少会发生拥挤；但当人类的饮食结构发展到以熟食为主以后，对咀嚼功能的要求日益减退，按照用进废退的原理，咀嚼肌和颌骨开始退化，现代人的颌骨比古代猿人小很多，因此牙列拥挤的问题日益凸显，大多数人的智齿已经很难正常萌出，而已经长出来的智齿前方的牙齿因为空间不够也就很难排列整齐了。因此，现代大多数人的牙齿或多或少都会有一些拥挤不齐的问题，只有极少数人由于牙齿大小、数量的异常或者不良吐舌习惯等，会表现为牙间隙。

无论是拥挤还是间隙，反映的都是牙弓内的牙量和骨量的不协调。如果看上下牙列之间的关系，又可分为矢状方向、垂直方向、横向 3 个维度的异常。其中矢状方向的异常最为常见，所以现代口腔正畸学之父 Angle 医生按照上下颌第一磨牙在矢状方向的咬合关系将错𬌗畸形分为 3 类：如果上磨牙近中颊尖咬合于下磨牙的近中颊沟，被称为安氏Ⅰ类；如果上磨牙近中颊尖咬合于下磨牙近中颊沟的前方，则认为下牙列处于上牙列的远中关系，被称为安氏Ⅱ类；如果上磨牙近中颊尖咬合于下磨牙近中颊沟的后方，则认为下牙列位于上牙列的近中方向，被称为安氏Ⅲ类。值得注意的是，这个分类是一维方向的，虽然因为简单易用而流传至今，但没有正畸医生可以根据这个分类就制订出正确的治疗计划，因为错𬌗畸形是三维方向的，无论是安氏哪一个分类的畸形，都可能同时表现为牙弓间有垂直向异常，如深覆𬌗或开𬌗；或宽度方向的异常，如后牙的深覆盖或反𬌗。为了更加全面地反映错𬌗特征，毛燮均教授于 1959 年提出了一个五分类的毛氏错𬌗畸形分类法，全面囊括了长、宽、高三个方向的错𬌗畸形特征，希望能够通过分类明确错𬌗畸形的形成机制，并指导治疗方案的制订。从一维的安氏分类发展到三维的毛氏分类无疑是一个进步，但错𬌗畸形的复杂程度远高于它们的三维表征，所以正畸医生会发现即使用三维分类，完全相同的分类也得不出统一的治疗方案。而且不同的治疗方案之间通常也不是非白即黑的对错之分，做完正畸治疗后总能找出比治疗前有所改善之处，至于哪个方面的改善更重要？正畸医生的侧重点不同，治疗方案就不同，这一点我会在下一节治疗目标中进一步讨论。

不难看出正畸是一个十分灵活的学科，正畸病例考试时，老师常说没有标准答案，关键看思路。可见，学会正确的正畸思维对正畸诊断、治疗计划及治疗结果都至关重要。

2. 认识正畸专业

在医学这个大家庭中，口腔正畸学是一个非常独特的专业，即使是在口腔医学中，口腔正畸学也格外特别，因为口腔正畸学诊治的对象——错殆畸形的病因与细菌、病毒等微生物没有关系，因此，它的治疗既不需要打针、也不需要吃药。但如果你不去治疗它，那它不仅会引起患者口腔功能的异常或障碍，还可能诱发口腔局部炎症，甚至全身性疾病。特别值得一提的是，错殆畸形对健康的影响往往不在青少年期，而是表现为累积效应，即经过时间的积累，逐渐表现出它的危害。特别是人到中年，健康开始走下坡路以后，错殆畸形的牙周损害有可能日益显现。所以，不同年龄的患者寻求正畸治疗的目的可能是不一样的：青春期的患者主要为了美观；而中年以后的患者虽然认为美观依然重要，但功能和健康也常常成为这个年龄段患者寻求正畸的起因，但此时的治疗难度会明显加大，正畸能发挥最大效益的限制因素增多。因此，虽然理论上说什么年龄都可以开始正畸治疗，但我认为对于大多数类型的错殆畸形来说，正畸能发挥最大效益的年龄仍然是在恒牙初期，此时机体适应外界变化的能力最强，而正畸医生也最有可能利用颌骨的生长发育规律来阻止或减轻牙齿位置在错误方向的代偿程度，用四维正畸学的观点就是减小牙槽骨在错误位置累积的改建量。正畸治疗虽然对牙槽骨也具有一定的改建能力，但平均疗程两年的改建效果相对于数以十多年甚至数十年累积的改建量来说不可能相同，更何况年龄越大，牙槽骨改建的能力越差，如果得了牙周病，允许正畸医生改变牙槽骨的能力就更小。30多年的临床经验告诉我，大部分正畸治疗的本质是要逆转牙槽骨经时间积累的代偿性改建，只有少数Ⅲ类非手术病例我们有可能去加大代偿。按照"上医治未病"的思想，如果我们在青少年期就阻止、至少是减小了这种代偿性的变化，我们就可能减轻错𬌗在时间积累效应下的严重程度，甚至有助于推迟或减轻牙周病对牙槽骨的损害。认识到错𬌗畸形时间维度的影响是非常重要的，它也是本书重点强调的四维正畸观的一部分，这一认识口腔正畸学的新视角将贯穿全书始终。

在四维正畸观里，正畸治疗的目标应该是什么呢？我在2005年出版的普通高等教育"十一五"国家级规划教材第一版的《口腔正畸学》一书关于正畸治疗计划的章节中提到正畸治疗的目标应该是功能、美观、稳定、健康。在这四大矫治目标中，最早被正畸界关注的是美观和功能；健康是国家卫健委在"十三五"规划期间提出了"三减三健"的全民健康行动（即减盐、减油、减糖；健康口腔、健康体重、健康骨骼）以后才被正畸界重视的目标；而对于稳定，正畸界除了让患者戴保持器之外，几乎没有任何实质性的进步。下面我们就分别介绍一下这些目标。

（1）美观目标

美观无论对患者还是医生来说都是最直观的，但对于怎么算美观，这两者之间却未必有共识。在患者眼中的美观目标就一个字——美；但对于正畸医生来说，我们关心的是上颌骨、下颌骨及牙齿的突度是否正常？它们之间的关系是否协调？颜面是否对称？唇、齿、龈关系是否协调、美观等。可见正畸医生关注的是与正畸治疗相关的比较具体的美观指标，而患者关注的是相对笼统的看上去是否好看，前者更加专业，后者更加艺术。虽然人群的平均审美观点接近，所以大多数人在接受正畸治疗后会认为美观有所改善，但少数患者会因为对美观的认识与医生的专业观点不符而产生矛盾。一般来说，正畸医生会考虑以下美学目标：

①牙齿排列整齐

这通常是患者寻求正畸治疗最基本的要求，但从前牙美学来说，中切牙、侧切牙和尖牙的垂直向高度是错落有致的，并不是完全平齐才美观。而且对于上前牙来说，正畸专业眼光是要求牙齿的舌侧面是平齐的，但唇侧面也是错落有致的，如侧切牙的唇面比中切牙略舌向，而尖牙略唇向，它实际上反映的是牙齿在唇颊舌向厚度上的轻微差异。

②唇、齿、龈关系自然美观

微笑时的唇齿关系：在正畸医生的眼中，患者正面微笑时，上切牙切缘的连线、双侧后牙的连线都应该与眼睛瞳孔的连线平行；而上颌两侧后牙殆缘至切牙切缘的连线所形成的弧线应该与下唇的弧度协调一致。

牙龈美观：大众所说的笑不露齿，在正畸专业应该是笑不露龈，或露龈量最大不超过 2 mm。既然牙龈会暴露出来，牙龈的美观也就应该引起正畸医生的重视，正常情况下表现为：两个中切牙龈缘应该在同一水平；侧切牙的龈缘水平应位于中切牙龈缘的殆方少许，而尖牙的龈缘水平应与中切牙一致；唇侧龈缘的形态应与其对应的釉牙骨质界形态一致。需要注意的是，随着年龄的增长，上嘴唇会下移，因此露龈量甚至露齿量都会逐渐减少。

③正面观左右对称，面高协调

面部不对称性的检查一定要从正面观察，而不是从牙椅的斜侧位看。对于轻度的面部不对称，或者说小于 2 mm 的左右面部不对称是不易察觉的，因此会被正畸医生诊断为正常。其实如果你对着一个人仔细地看，大多数都有一些不对称的问题，但正畸医生一般不会去挑剔患者脸上的这种小的瑕疵，但这就会带来一个问题，就是正畸会让有些患者对面下 1/3 的关注度越来越高，等到患者自己关注到这些小瑕疵时，有可能误以为是正畸治疗带来的新问题，因此治疗前的面殆像对正畸医生来说非常重要。

④侧面观突度正常

侧貌突度是正畸医生最为关注的一个指标，因为正畸医生可以通过移动牙齿来改变这个部位的美观效果。对于上下前牙明显前突的患者，正畸医生可以通过设计拔除 4 颗双尖牙的方案减小唇突度，但减小多少合适，就涉及拔哪些牙？以及支抗强弱的设计等问题了。对于严重的骨性上颌或下颌前突，单纯正畸治疗的效果通常不理想，因此正畸医生会建议患者接受正颌外科手术来取得更好的美学效果。

⑤唇红美观

虽然正畸医生最关心的是患者微笑时能不能露出一副漂亮的牙列，但患者露出牙齿之前，我们首先看到的还是患者的嘴唇，因此唇红美观是正畸美学必不可少的一个重要组成部分，它对患者的面部吸引力无疑具有重要的影响。正畸医生能改变唇红美观吗？俗话说唇齿相依，正畸医生既然能改变前牙突度，就一定会影响唇红形态，随着人们对面部美观的追求不断升级，唇红美观也逐渐吸引了正畸医生的关注。然而大多数正畸医生对此并不熟悉，下文给大家介绍一下我们课题组在这方面的最新研究进展。

● 唇红形态的测量及性别差异

唇红最直观的是它整体轮廓的高宽比例，汉族 18 ～ 30 岁美貌人群的研究显示，女性唇红高宽比值在 37% 左右，而韩国平均 20 岁的选美冠军的唇红高宽比平均为 38.5%，非常接近黄金分割的比例；汉族男性唇红高宽比约为 33%，即约为 1/3 的比例关系。除了整体轮廓外，上下唇红的比例也比较直观，女性上唇红与下唇红的比例略大于男性。如果不是为了研究，有这些直观的比例概念也就可以了，但如果要定量研究错𬌗畸形与唇红形态的关系或正畸前后唇红的变化，就需要了解如何测量唇红。早期的唇红形态测量主要采用二维正面照片，三维照相技术出现后，我们不仅可以测量简单的线距和角度，而且可以测量曲线、唇红表面积等以反映嘴唇的丰满度。图1～图3是我们课题组今年毕业的研究生用三维扫描技术测量的唇红相关参数。

我们测量了唇部的 7 个线距，包括 3 个直线距离（图 1）和4 个曲线距离（图 2），它们是：

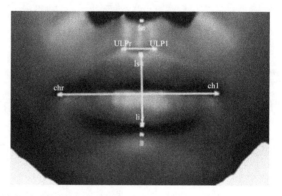

唇红高，上唇缘点到下唇缘点的直线距离 (ls-li)；唇宽，左右口角点间直线距离 (chr-chl)；人中宽：左右唇峰点间直线距离 (cphr-cphl)。

图 1　唇部的 3 个直线测量项目（彩图见彩插 1）

上唇长：鼻下点到上唇缘点的面部皮肤表面连线距离（sn-ls）；下唇长：下唇缘点到软组织 B 点的面部皮肤表面连线距离（li-B）；上唇红丰满度：上唇缘点到口裂上点表面连线距离（ls-stos）；下唇红丰满度：口裂下点到下唇缘点表面连线距离（stoi-li）。

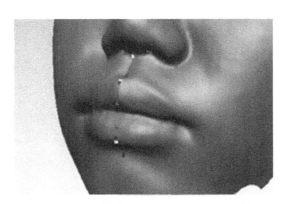

图 2　唇部的 4 个曲线测量项目（彩图见彩插 2）

又测量了唇红部位的 9 个角度（图 3），它们是：

角 1（右上唇侧角），右侧唇峰点－右侧口角点－左侧口角点；角 2（左上唇侧角）：左侧唇峰点－左侧口角点－右侧口角点；角 3（右下唇侧角）：左侧口角点－右侧口角点－下唇缘点；角 4（左下唇侧角）：右侧口角点－左侧口角点－下唇缘点；角 5（上唇底角）：左侧口角点－上唇缘点－右侧口角点；角 6（下唇底角）：左侧口角点－下唇缘点－右侧口角点；角 7（右唇峰角）：右侧口角点－右侧唇峰点－上唇缘点；角 8（左唇峰角）：左侧口角点－左侧唇峰点－上唇缘点；角 9（唇弓中央角）：右侧唇峰点－上唇缘点－左侧唇峰点。

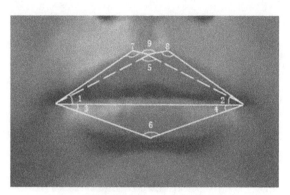

图3　唇红角度测量（彩图见彩插3）

根据上述测量值计算唇部的 4 个比例包括：唇红高 / 唇宽；人中宽 / 唇宽；上唇红丰满度 / 下唇红丰满度；上唇红表面积 / 下唇红表面积。

测量结果显示：男性的唇红形态更宽、更细长，唇红高与唇宽的比例均小于女性，且下唇红较上唇红更丰满；女性的唇红形态则相对较圆润饱满，上唇红较下唇红丰满。

● 错𬌗类型与唇红形态的关系

为了比较矢状向骨面型对唇红形态的影响，我们收集了 240 例年龄为 18 ～ 30 岁、身体质量指数（BMI）为 18 ～ 24 的成人样本，其中骨性Ⅰ、Ⅱ、Ⅲ类各 80 例。测量结果显示：上下唇红间丰满度的比例主要取决于颌骨的矢状向关系。Ⅲ类矢状骨面型的唇部三维形态与Ⅰ、Ⅱ类存在较大差异。Ⅲ类骨面型的唇峰角、唇弓中央角较大；上唇较长、上唇红较薄；下唇红较丰满，唇红较宽、较细长；Ⅲ类骨性错𬌗越严重，上下唇红间的比例越小。进一步调查下颌平面角的影响后发现，垂直骨面型对Ⅰ、Ⅱ类矢状骨面型的上下唇红面积及丰满度的比例也有影响，下颌平面角越大，下唇红相对而言越丰满；但MP平面的大小对Ⅲ类骨面型的唇红形态没有明显的影响。调查牙性因素的影响后发现：上下切牙越突、越唇倾，则唇红的暴露程度、丰满度越大；唇弓中央角越钝；人中越宽、唇红越圆润。对Ⅰ类骨面型而言，上下切牙对唇部三维形态均有显著影响。对于Ⅱ类骨面型来说，上切牙对唇部三维形态的影响较大。对Ⅲ类骨面型来说，下切牙对唇部三维形态的影响较大。既然上下颌骨间的位置关系，切牙的突度、角度对唇红形态都有影响，那么正畸治疗会引起哪些变化呢？

● 正畸拔牙矫治对唇红形态的影响

对正畸医生来说，改变嘴唇突度的手段主要是通过设计拔牙还是不拔牙矫治，以及支抗控制的强弱来实现的。在这个研究中，我们收集到了47例女性成人正畸患者，其中34例采取了拔牙矫治，13例采取了非拔牙矫治。拔牙矫治病例中，18例采用了种植钉强支抗，16例采用了中等支抗。对这47例患者治疗前后的唇红形态进行了三维测量，同时在头颅侧位片上测量治疗前后的切牙突度与角度的变化，因为是成人样本，颌骨变化量不明显。图4是一例拔牙矫治患者治疗前后的唇红形态对比。

中国医学临床百家

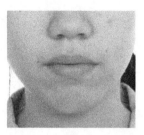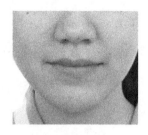

图4　拔牙矫治对唇红形态的影响（彩图见彩插4）

　　三组比较的结果显示：拔牙矫治后唇红明显更小、更薄、更加细长，唇弓更加锐利。唇红的高宽比例、唇弓中央角在拔牙矫治后都更加接近美观标准。不拔牙矫治对唇红的形态无显著影响；拔除4颗第一前磨牙的正畸治疗很难改变上下唇红之间的比例关系，结合上面错𬌗类型与唇红形态关系的研究，提示我们上下唇红的比例可能受上下颌骨关系的影响更大，因此当患者上下唇红比例失调时，可能需考虑其他治疗方案；切牙的改变与唇部的三维变化显著相关，其中上切牙对上下唇红的改变起着更为重要的作用。进一步的回归分析发现：U1/PP、U1/L1、U1-AP、L1-AP的变化量对唇红的三维变化具有一定的预测性，其中上切牙唇倾度的治疗变化对唇红形态的影响最大。由于这项研究的样本量比较小，我们尚无法获得这两者之间规律性的结论，但至少我们了解到正畸拔牙矫治不仅能改变嘴唇的突度，而且能改变唇红的美观。

　　虽然三维照相技术让我们对面部美观的研究不断深入，但需要注意的是，美观具有很强的主观性，患者的美观目标与医生的美观目标也可能并不一致，了解到两者的差异后，正畸医生要分析患者追求的美观是否能够通过正畸治疗获得或改善？正畸专科医生因为只做矫正牙齿这一件事，有可能培养出面部美观都可以通过矫正牙齿改善的观点，让患者对正畸产生了不切实际的期望值，当治疗结果达不到这个预期值时就有可能产生医患矛盾，甚至可能导致医疗纠纷。所以作为正畸医生应该知道颌面部是否美观受牙齿、骨骼、软组织3个组成部分的影响，正畸医生能改变的仅仅是牙齿，虽然通过拔牙矫治能部分改变嘴唇的侧貌突度，从而掩饰一部分的骨性畸形，但对于严重的上下颌骨畸形，仍需要正颌外科手术的方法才能改变。在正畸临床上因为美观目标而对治疗不满意的大多为成年女性患者，除了因为女性更爱美以外，年龄的影响也是不应忽略的因素。从时间维度考虑，假设某一位女性患者最美的容貌在25岁，那她在25岁之前进行正畸治疗的满意度一定会比25岁之后才开始正畸治疗要高。所以对于非常苛刻自己面容的年轻女性，正畸医生治疗前一定要和患者沟通清楚正畸能改变什么、不能改变什么。当然由于正畸目前还没有达到能精准预测面形的阶段，所以正畸医生的预测还都是基于平均改变趋势。至于近年来年轻女性关注的正畸治疗后颧骨突出的所谓的"牙套脸"的问题，坦率地说正畸界尚缺乏针对这一问题的研究。由于这种现象主要出现在成年女性患者，我们推测最大的可能性是颧骨上下方肌肉、脂肪的丢失，因为我们很少在生长期的青少年身上看到这样的问题。从解剖上看，颧骨下方有肌肉和脂肪组织，患者在移动牙齿期间，咀嚼功能会有所下降，对于担心长胖的女性患者而言，有些甚至希望借助于矫正器来管住自己的嘴，让自己瘦下来，而面部消瘦主要是面部脂肪的减少，此外肌肉也会因为用进废退的原因而有所萎缩，这时颧骨就可能显得比较突出了。就目前我们的认知水平而言，"牙套脸"的实质应该是软组织体积的减少而不是硬组织体积的增加或形态的改变，它的美学修复就可以考虑软组织衬垫的方法，而不是一味地追求正畸手段。当然以上推测还需要实验检验，随着正畸界对软组织三维面形改变的研究不断深入，正畸医生增进面部美观的能力也会逐渐增强。

（2）功能目标

正畸医生一谈到功能，就会想到功能𬌗，而且被这一理论告知如果没有达到功能𬌗的标准就会引起颞下颌关节病。那么功能𬌗的标准是什么？功能𬌗首先要求牙齿的正中𬌗位与下颌的正中关系位要一致，但对于下颌的正中关系位到底应该在哪里却有不同的观点或学派。我学𬌗学的时候被告知髁状突应该在关节窝的后上位置，后来在美国上 Roth 功能𬌗课程时被告知髁状突应该在关节窝的前上位置，文献中也时常看到髁状突应该在关节窝的正中位置的说法，每个学派都认为自己是对的，那髁状突到底应该在什么位置才是正中关系位呢？这似乎已经跳出了正畸学研究的范畴，而与正畸学相关的研究则显示正畸治疗由于主要是改变牙齿的位置，通常都不会长期地改变髁状突在关节窝的位置。而大样本的流行病学调查则显示颞下颌关节病的患病率在未做过正畸治疗和做过正畸治疗的人群中是相同的，这些研究证据都提示我们正畸治疗与颞下颌关节病之间并没有直接的因果关系。当然，对于口颌系统这个复杂的器官来说，各组成部件之间或多或少会存在直接或间接的相关关系，但目前的研究结果一般认为正畸治疗既不能导致颞下颌关节病也不能治愈关节病，提示两者的相关性并不强。作为正畸医生，我们虽然不需要掌握颞下颌关节病的治疗方法，但至少应该具有保护颞下颌关节健康的常识，如稳定的咬合有利于颞下颌关节的健康，所以要尽量避免不利于稳定咬合的治疗方案。另外，进行性颞下颌关节病会影响上下颌骨之间的关系，应该先进行关节病的治疗，直至达到稳定期后才可以开始正畸。从时间维度考虑，颞下颌关节病的高发年龄是 20～40 岁，而且女性明显多于男性，提示我们它与全身其他因素，如生理、心理因素的相关性应该比牙𬌗关系更大，因为常识告诉我们替牙期和老年人缺牙后的牙𬌗关系更差；而大量的临床研究也显示颞下颌关节病具有自愈性。因此，对 20～40 岁这个年龄段寻求正畸治疗的患者，正畸医生应特别注意关节病的检查及对患者的宣教。

从错𬌗畸形的防治角度，我认为正畸医生首先应该关注的功能目标是破除口腔异常功能，增进或至少是维护口腔正常功能。破除口腔异常功能的内容在教科书里有大量的介绍，至于市面上出现的一些商品化的肌功能矫正器，我认为可能对破除部分不良习惯造成的早期错𬌗有帮助。需要注意的是，并不是所有早期错𬌗都是不良习惯造成的；而且大部分早期错𬌗也不需要早期治疗，如替牙期牙不齐有些就是暂时性的，在正畸教科书上被称之为"丑小鸭期"，有些随着替牙的进展自己会变齐。所以，对替牙期患者，正畸医生要关注那些由于不良习惯或者异常肌肉功能造成的错𬌗。

对于恒牙期患者的正畸治疗，功能目标往往就被简化为了建立正确的上下牙尖窝咬合关系，部分正畸学者还提出了建立尖牙保护𬌗、组牙功能𬌗等𬌗学里的标准，总之，我们尚没有简便的评价功能的手段。从咀嚼功能的角度，我认为后牙的生理性𬌗曲线、磨牙的角度、咬合关系都会影响牙齿加工食物的能力。在咀嚼过程中，前牙的功能是负责把大块食物切割后由唇舌肌搬运到后牙上进行压榨或研磨成细碎食物再吞咽到食道中。如果前牙切割功能不够时，人类可以借助于工具把大块食物分割后直接送到后牙上完成咀嚼，可见后牙是完成咀嚼的主要工具，但驱动这些工具完成复杂的咀嚼功能的则是咀嚼肌，因此后牙的角度与咀嚼肌收缩产生的咀嚼力的方向必然是密切相关的。那么这两者的方向有没有可能是完全相同的呢？如果人类的食物只是像花生米这样的一压就碎的食物，后牙的角度与咀嚼肌收缩力的方向一致无疑是最高效的，因为咀嚼肌收缩的力量 100% 地转化为了压碎花生米的力量，如图 5 所示，当磨牙的角度与咀嚼肌的角度越接近时，沿着磨牙牙长轴方向的压榨力就会越大，反之，沿磨牙牙长轴的分力就越小，压榨力就越小。但对于肉类食物，仅仅凭压榨力是不能撕碎的，所以在后牙的咀嚼面上还必须要有前后向和侧方的分力才能实现后牙的研磨功能。因此人类的每一颗牙齿在三维方向都是有不同的角度的，简化为二维平面看就有了所谓的横殆曲线和纵殆曲线，而不是每一颗后牙都直立于一根直线上的。首都医科大学口腔正畸科今年一位硕士研究生的毕业论文显示，有正常 Spee 氏曲度的牙列咬合面积和咬合力都比平直的牙列要大。可见，常规直丝弓将前后牙都排列在一根直丝上的做法虽然简化了正畸医生的操作，但未必符合后牙排列的功能目标，这个问题我们在后文还会有详细的介绍。

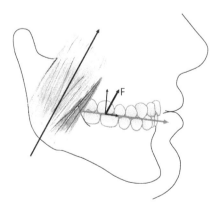

图 5　咬肌方向与磨牙咬合力，F 代表咬肌在磨牙殆面的力，可以分解为沿磨牙方向的压榨力及沿殆平面方向的水平力（彩图见彩插 5）

除了咀嚼功能外，错𬌗畸形还可能影响到发音功能（如开𬌗畸形）和唇封闭功能（如前突畸形），这些通过正畸治疗大多可以得到有效的改善。

（3）健康目标

虽然口腔健康涉及的范围更广，但就正畸治疗有可能带来的健康隐患而言，我们最多关注的还是牙体健康和牙周健康。牙体健康包括牙冠部分的釉质脱矿、龋坏、牙根吸收的问题；牙周健康则主要涉及牙周炎的控制、正畸移动可能导致的骨缺损，如骨开窗、骨开裂等问题。正畸治疗过程中的釉质脱矿、龋齿、牙周炎主要与患者的口腔卫生有关，固定矫正器无疑会增加刷牙的难度，因此对青少年患者的口腔卫生宣教就变得十分重要。正畸医生在每次复诊检查时，不仅要关注牙齿移动的情况，而且要关注患者口腔卫生维护的状况，尽早发现龋齿和牙周炎的征兆，并及时提醒患者采取预防或治疗措施。除了上述这些炎症性问题主要依赖患者之外，对于牙根吸收、牙槽骨开窗、骨开裂、牙龈萎缩等问题，正畸医生则有一定程度的控制能力，因为这些问题部分与牙齿的移动方向、移动量等相关。牙槽骨的结构可以分为骨松质和骨皮质两部分，牙根通过牙周膜与骨松质相比邻，再向外则是骨皮质，骨皮质是牙槽骨最外层的边界。一般认为牙齿在骨松质范围内移动是比较安全的，但如果牙齿移动的方向和范围突破牙槽骨骨皮质的边界，则有可能出现骨开窗、骨开裂、根吸收等问题。虽然少量的骨开窗、骨开裂、根吸收并不会造成牙齿松动脱落，但将牙根大部分移至骨皮质之外无疑不利于牙周组织的健康，而且大大增加了咀嚼硬物时造成牙齿脱落的风险。因此对于严重骨性畸形，单纯采用正畸移动牙齿的方法来矫正，的确存在牙周健康的隐患。但错殆畸形中很多都有骨性畸形的成分，究竟骨性畸形到了什么程度就不能进行单纯正畸治疗，而需要正畸－正颌外科联合治疗，则取决于正畸医生的诊断能力和治疗水平，没有单一指标能够明确地加以区分。在种植钉支抗出现以后，正畸医生挑战骨性畸形的能力有所增强，但同时造成牙周健康隐患的风险也在加大，作为正畸医生，不能只关注我们手中的工具有多强，还要关注患者牙根允许移动的生理范围有多大，有条件的情况下，建议拍摄口腔锥形束CT（cone beamcomputed tomography，CBCT），以便设计牙齿移动范围时能做到心中有数。从这个角度来看，健康目标和美学目标之间有时会出现矛盾，如对于前突畸形，并非牙齿向后的移动量越大越好，正畸医生需要向患者说明前牙向后移动的骨性边界。一味追求当时的美观效果，而不断挑战牙周组织的生理边界，绝对不是明智之举。不要忘记口腔正畸学是医学的一个分支学科，不是单纯的美容，而医学的本质属性是健康。这也是为什么中华口腔医学会从2018年起，将我们随后3年的年会主题确定为"健康口腔，牙周护航"；2021—2023年，这个主题改变为"健康口腔，守护天然牙"。前者强调的是对牙周组织健康的保护，后者强调的是对牙体自身的保护，落实到口腔正畸专业，我认为应该强调以下 4 项措施：

● 进行口腔正畸专业治疗前全面检查牙周健康，对进行性牙周病患者应先治疗牙周病，疗效稳定 3 ～ 6 个月后再开始正畸治疗。

● 设计正确的牙齿移动目标，重视生理性边界的问题。

● 尽量使用生理性轻力移动牙齿。

● 加强对患者口腔卫生的宣教，矫治过程中出现牙周炎症时要随时加以控制。

（4）稳定目标

关于稳定，正畸界有一个公认的常识是稳定要求来自牙齿、牙周组织和颌面部软组织等所有可能影响到牙齿位置的力达到一个平衡状态。这句话说起来容易，但实现起来却非常困难。刚才提到的那些力几乎都没有办法准确测量，更何况还有"等"字后面那些未知的可能影响牙齿位置的力或其他因素。但既然大原则是要达到口颌系统的力平衡，我们至少应该向那个方向努力。现代固定矫正技术真的在向那个方向努力吗？我的观点是——正畸医生虽有主观意愿，却未必因此产生客观行动，至少是大多数正畸医生不知道该如何行动。

以正畸医生最常用的主流固定矫治器直丝弓矫正器为例，

该矫正器由美国著名正畸医生 Andrews 提出，其理论依据是 Andrews 基于 120 例成人最佳自然殆牙齿角度的测量，提出了牙齿排列的六标准，Andrews 发现最佳自然殆时牙列的 Spee 氏曲度是接近平直的，因此，把殆曲线平坦作为六标准之一。在正畸医生的习惯性思维中，过矫正是被普遍接受的做法，其背后的逻辑是，牙齿矫正后都倾向于复发，如果正常牙列有少许曲度，我们做成平直的牙列，复发后会自然形成少许的曲度。由于把殆曲线简化为了直线，所有牙齿的角度也自然被简化为了排齐在一根直线上的角度。那么，这样的假设对吗？

让我们重新审视一下 Spee 氏曲线是如何形成的。早在 1890 年，Spee 医生发表了他的经典文章——*Archives of Anatomy and Physiology*，在这篇文章中，Spee 医生发现人类及任何有下颌前结节的动物，牙列都不是平的，而是有一个弯向上的曲线（图 6），Spee 医生解释说这是由于下颌前结节阻挡了下颌骨向前平动的路径，所以牙列要沿着曲线滑动来研磨食物，后人为了纪念 Spee 医生，就把这条曲线叫作 Spee 氏曲线。但如果我们通读 Spee 医生的文章，会发现 Spee 医生并没有说 Spee 氏曲线到底在上颌还是在下颌，但他的确描述了上、下颌曲线是如何协调一致的。他说"……下颌咀嚼面的曲度开始可能不太清楚，而且比上颌平，但上颌的曲度很少会缺失，在这种情况下，牙齿接触面压力的差异会逐渐诱导曲度的补偿"。我们可以从这句话中看到，Spee 医生发现上颌殆面的曲线一开始就比下颌明显，下颌的殆平面开始时可能是平的，这样势必就会出现牙弓前后段咬合压力小，而中间段咬合压力大，因此，上颌曲线就会逐渐变小，而下颌曲线逐渐变大，形成补偿曲。可见 Spee 氏曲度实际上源自上牙列，但不知从何时起，正畸医生（可能是所有口腔医生）把 Spee 氏曲线定义为下颌殆面的曲线，而将上颌殆面的曲线叫作补偿曲，虽然这并不影响曲度大小的测量值，但这一名称的改变，却容易暗示正畸医生 Spee 氏曲线是源自下颌的，上颌是依据下颌曲线形成的补偿，主被动关系与 Spee 医生的描述正好相反。大家可能会认为只要矫正结果相同，谁又会在意上颌的曲度到底应该叫 Spee 氏曲，还是补偿曲呢？我猜测大多数口腔医生都会表示这件事无足轻重。但如果从四维正畸学的角度，正畸医生就不得不思考上下颌牙列到底应该矫治成直线还是曲线了。按照 Spee 医生的发现，Spee 氏曲度随牙列的生长而变化，我们就可以认为 Spee 氏曲度是有一个自然龄的，如果上牙列的增龄变化是从大的曲线向平的直线方向变化，用直丝弓整平上颌 Spee 氏曲度就是一个加速上牙列老化的操作，它意味着我们正畸医生加速了切牙和末端磨牙的生长，那我们期待它向什么方向复发呢？让切牙和末端磨牙再缩回牙槽骨显然不符合自然生长的方向，那么这样做对正畸治疗后的稳定有利吗？我们今年毕业博士的研究显示，复发并不总是逆着正畸牙齿移动的方向发生，但一定会沿着生长的方向发生，所以上颌的 Spee 氏曲度在正畸治疗中如果被整平了，很难再"复发"回原来的曲度。再看下颌，按照 Spee 医生的描述，下颌 Spee 氏曲度的形成是因为上下牙列在前后方向咬合压力的差异，使下前牙及后牙段萌出量大于中段牙齿的萌出量，那么对于Ⅱ类错𬌗的患者，由于前牙覆盖大，下前牙就有可能过度萌出形成更大的 Spee 氏曲度。因此，正畸治疗整平下颌的 Spee 氏曲度是一个逆龄变化，治疗后的确有可能通过下切牙和末端磨牙的𬌗向萌长趋势而向 Spee 氏曲度加大的方向复发，从而给了下牙弓一个重建正常 Spee 氏曲度的机会。可见，增加了时间维度这一考量后，我们对上下牙列的矫治方向就有了相反的考虑。试想一下，如果我们通过正畸治疗在上牙列建立（而不是整平）了正常的 Spee 氏曲度，而上下牙列的远中关系又被治疗到了中性关系，前牙覆盖正常了，这时下前牙伸长方向的复发在与对𬌗接触后就可能被阻止，形成正确的补偿曲。因此，在四维正畸观里，对 Spee 氏曲度的矫治目标不应该简单地描述为整平上、下牙列的 Spee 氏曲度，而应该是维持或重建上颌的正常 Spee 氏曲度，整平下颌的 Spee 氏曲度，从而通过我们的正畸治疗给下牙弓一个重新建立正确的 Spee 氏曲线或形成正确的补偿曲的机会。Spee 氏曲度是上下牙列功能接触的界面，如果我们初始的矫正目标就不符合口颌系统的解剖生理特点，不稳定几乎就是必然的，虽然目前我们的操作水平还做不到排除所有复发的因素，但减少掉这一个因素无疑有利于正畸治疗后的稳定。

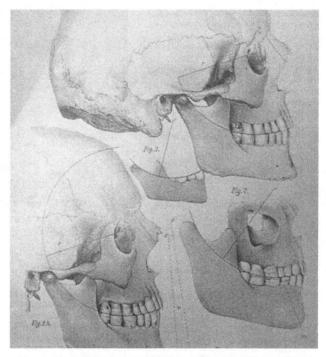

图 6　Spee 氏曲线与下颌前结节，引自 Spee 医生经典文献

认识到正畸治疗的目标并不是只有一个之后，就不难理解为什么即使三维诊断是相同的，不同认知水平的正畸医生也会给出不同治疗方案的原因了。初学者往往只关注了美观目标，而不同年资的正畸医生关注到的目标数量有所不同，通常情况下越有经验的正畸医生考虑得就越全面，而高水平的正畸专家则能最好地权衡所有这些目标间的关系，从而制订出最符合患者条件的、尽可能让患者受益最大化的治疗方案。

3. 口腔正畸学现状

口腔正畸学是口腔领域最早的专科之一，在中国也属于毕业后教育，即口腔本科毕业后通过正畸研究生培训或系统的进修学习及临床实践，最终成为口腔正畸医生。所以，即使在口腔医生中，正畸医生也是一个特别的专科类型。

对于口腔大多数常见病而言，口腔医生要解决的问题通常就是当前诊断出的问题，而且通常可以在比较短的时间内完成治疗，如补牙、拔牙、缺失牙修复等。口腔正畸医生虽然诊断的问题是当下的，但预期的结果却是两年以后的，这里说的两年还是平均疗程，有的患者需要更长的时间。对于青少年患者来说，这两年中其上下颌骨的大小、形态、空间位置关系都可能发生明显的改变；而对成年人来说，虽然颌骨生长的变化不再明显，但牙槽骨的适应性变化始终存在，而面部软组织的增龄变化却可能在潜移默化中逐渐显现。那么正畸医生能预测这些变化吗？答案是即使是有经验的正畸临床医生，大概也只能预估一个变化的趋势，但无法定量预测这种变化。因此，即便是医生的水平相同，也会因为患者颅面部的生长变化、口颌系统的特点可能存在很大的个体差异等原因而导致不同的治疗效果。医生的预估通常只能依据文献中的均值加上他自己的经验值，而个体患者都不是均值，所以，即使从正畸牙齿移动对面型影响的角度来看，我们离精准医疗的目标也还有很大的差距。一名受过正畸专业培训的正畸医生比较有把握的其实是把牙齿在接近平均的位置上排列整齐，并且与对𬌗建立良好的咬合关系。既然在两年的治疗过程中，颌骨的关系会随生长改变，正畸医生就必须在复诊的过程中不断根据眼前的情况和预期的目标来调整自己的力学设计，而不同矫治器能够提供给正畸医生调整的余地是不同的，从这个角度讲，好的矫治器应该能给正畸医生便利的调节力系统的能力，或者说根据前期牙位变化不断纠偏的能力，这是正畸治疗和口腔其他治疗另一个不同之处。如根管治疗和牙体预备，每一步都有严格的操作规范，否则就不能达到预期的效果，所以牙体和修复医生对临床操作每一步的精度要求很高；而在正畸学，除了经典Tweed 技术对弓丝弯制有严格的角度规定，现代矫正器都把原先弓丝上的三维角度预成在了托槽里，我会在后面的章节里给大家介绍这种做法的利弊，至少正畸医生会感觉精准度的事已经交给了工业化生产的托槽，所以对医生动手的能力要求没那么高了；而隐形矫正器的出现，甚至给非正畸专业的口腔全科医生一个错觉，就是所有的操作都可以交给隐形矫正器生产厂家去做了，因为要动手的事情就是取一副模型，然后寄给隐形矫正器厂家，厂家就会制订一个矫治方案，并且把每一步需要的矫正器做好，所以正畸治疗已经没有操作难度，谁都可以把牙排齐了。但牙齿应该在什么位置排齐才更符合口腔生理及功能的要求？应该先移动哪些牙？后移动哪些牙？以什么方式移动才更合理和高效？要解决这些问题，都还需要正畸医生学习系统的正畸学知识和对这种新型材料性能进行不断尝试和探索。透明塑料牙套的力学性能与固定矫正器明显不同，对牙位的控制能力通常低于固定矫正器，所以在治疗过程中不可能 100% 达到计算机虚拟设计的每一步牙齿应该达到的位置，这种误差会随着时间而不断累积，使计算机设计的牙套与实际牙位越来越不贴合。在固定矫正器治疗过程中，正畸医生可以根据每次复诊时看见的情况适时调整，不断纠偏；但隐形矫正器从开始就把所有牙套制作出来了，其假设是理想情况下，牙齿会向计算机上设计的那样精准移动。但现实世界中哪有那么多理想情况？所以在现实情况下，就可能出现治疗效果打折或疗程大大延长的问题。因此，我认为隐形矫正器的出现并不意味着正畸技术变得简单了，它最多只能说是将正畸医生原先的手工操作变得简单了，但对正畸医生设计能力的要求反而是提高了。从四维正畸学的角度来看，相当于把时间维度的判断从过去走一步看一步的方式，转变为提前两年就要做出预测的方式，这对于正畸医生来说无疑是一种新的挑战，而对生长变量大的青少年病例就会尤其困难；并且把正畸医生以往每 1～2 个月复诊时根据患者牙齿移动情况不断调整正畸力的纠偏能力也大大降低了，因此对正畸医生力学设计能力的要求也提高了。这就不难理解为什么隐形矫正器的治疗经常需要重启，也就是重新取模，再往返移动已经走到错误位置的牙，如在拔牙矫治病例中最常见的后牙前倾问题，从而降低了正畸治疗的效率。由于隐形矫正器的力学性能还没有达到固定矫正器目前的水准，所以正畸医生在制订矫治方案时，会根据患者选择的矫正器而制订不同的牙齿矫治方案，如原本用固定矫正器设计拔牙的病例在用隐形矫正器时就可能改变成了邻面片磨或推磨牙向后等适合隐形矫正器力学特点的折中方案了。从这个角度看，目前矫正器的发展阶段距离自动化矫治还有相当长的距离，对正畸界来说，我们对口颌系统随时间变化的规律了解得越深入，我们对时间维度能引起的牙列变化的预测能力就会越强，我们设计隐形矫正器的水平也就会越来越高。

参考文献

1. 傅民魁，林久祥. 口腔正畸学. 北京：北京大学医学出版社，2005.

2. 李媛媛. 东方女性和谐颜面各结构间代偿关系的视觉分析研究. 西安：第四军医大学，2016：1-129.

3. SAE YONG KIM, MOHAMED BAYOME, JAE HYUN PARK, et al. Evaluation of the facial dimensions of young adult women with a preferred facial appearance. Korean J Orthod, 2015, 45（5）：253-260..

4. 刘之宇. 成年人唇部软组织三维形态与颌面部硬组织形态相关关系的研究.

北京：北京大学口腔医学院，2019.

5. ROBERT L GAUER，MICHAEL J SEMIDEY. Diagnosis and treatment of temporomandibular disorders. Am Fam Physician，2015，91（6）：378-386.

6. LERESCHE L，DRANGSHOLT M. Epidemiology of orofacial pain：prevalence，incidence， and risk factors. In：SESSLE B J，LAVIGNE G J，LUND J P et al. Orofacial pain. From basic science to clinical management. 2nd ed. Chicago：Quintessence Publishing，2008：13-18.

7. SCOTT S DE ROSSI，MARTIN S GREENBERG，FREDERICK LIU，et al. Temporomandibular disorders： evaluation and management. Med Clin North Am，2014，98（6）：1353-1384.

8. WILLIAM MAIXNER，LUDA DIATCHENKO，RONALD DUBNER，et al. Orofacial pain prospective evaluation and risk assessment study—the OPPERA study. J Pain，2011，12（11 Suppl）：T4-T11，e1-e2.

9. 覃雯琦. Spee 曲线与咬合力及咬合接触面积的相关性研究. 北京：首都医科大学，2020.

10.ANDREWS L F. Straight-Wire：The Concept and Appliance. San Diego ：L. A. Wells Co，1989.

11. Spee FG. Archives of Anatomy and Physiology. 1890，16：285-294.

10. 冯婷婷. 上颌第一磨牙生理性移动对正畸治疗及治疗后稳定性的影响. 北京：北京大学口腔医学院，2020.

正畸诊断与治疗计划

　　正确的诊断是科学的矫治计划的基础，其重要性不言而喻，但对于软硬组织结构的复杂程度冠全身之首的口颌系统，正畸医生是如何诊断的呢？纵观正畸发展史，我们不难发现正畸的诊断水平高度依赖于我们记录错𬌗畸形的手段。最早记录错𬌗畸形的手段是石膏模型，现代正畸学之父 Angle 医生从模型上发现了能反映上下牙列近远中关系的安氏分类法。但石膏模型在脱离口腔之后便失去它与颅面部的位置关系信息，于是正畸医生想出了取面部石膏模型的方法，如何能将牙列的石膏模型与面部的石膏模型结合在一起呢？ van Loon 医生提出在取面部石膏模型的同时取得前牙唇面印模的方法，从而获得了牙列与面部的空间位置关系信息，但取面部模型对患者来说显然不是一种愉快的体验，况且那时正畸医生真正关心的只是牙列在面部的方位信息，于是 Simon 医生于 1924 年发明了一种用面弓结合上颌印模托盘制取石膏模型的方法，面弓的定位采用了 Frankfort 平面，所以可以反映咬合平面与 Frankfort 平面之间的夹角，并可以定义尖牙、磨牙在上颌骨矢状方向的位置，Simon 医生据此提出了 Simon 分类。然而这一方法很快由于头影测量技术的出现而被淘汰。1925 年，Broadbent 在美国凯斯西储大学设计出了头颅定位架，图 7 是我 2007 年参访该大学时拍摄的头颅定位架。

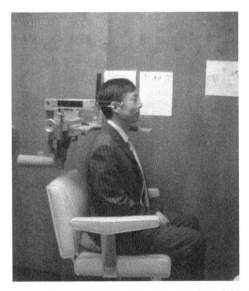

图 7 Broadbent 发明的头颅定位架（彩图见彩插 6）

头颅定位架把头颅固定在侧面 90°，眼耳平面与地面平行，拍摄时要求固定放大率，同时将左右两侧的颅面部解剖结构投影在 X 线片上，由于是将三维的左右颌骨及牙齿等都重叠在一张二维的 X 线片上，所以在描记头影测量图时需要通过专门的培训，特别是要掌握颅面部骨骼的解剖结构及 X 线片投照原理，才能画出正确的头影测量描记图。在此基础上，正畸医生发明了各种测量分析方法，形成了一门特别的正畸影像诊断技术——头影测量学。这项技术于 1931 年从美国凯斯西储大学推出以后一直沿用至今，成为继石膏模型之后，正畸医生最常用的第二个诊断工具。至此，正畸医生不仅可以在石膏模型上诊断牙列不齐问题，同时可以在 X 线片上诊断牙齿相对于颌骨的矢状及垂直向位置关系，进一步的发展出现了三维数字化 X 线诊断设备——CBCT，终于实现了颌面部硬组织的三维诊断。牙齿和颌骨是正畸医生有可能改变的两个最主要的硬组织结构，但在拔牙矫治出现以后，正畸医生发现牙齿位置的改变会影响唇突度的变化，于是软组织面型开始受到正畸医生的关注，并已经发展出三维软组织诊断技术。然而，由于牙列、颌骨、面部软组织这 3 个结构的记录手段各不相同，并且很难互相替代，正畸学因此逐渐发展出了 3 套独立的诊断系统。

4. 错𬌗畸形的常规诊断技术

（1）模型测量

模型无疑是正畸医生最直观的诊断资料，它甚至比临床直视还多了一个优势，就是可以 360° 任意角度无障碍观察。然而即便如此，正畸医生在做模型诊断时，仍然习惯于把三维牙列简化为𬌗向、矢状向和垂直向来进行分析。如从𬌗面观来分析拥挤度，相当于用照相机垂直于𬌗平面拍了一张二维照片，于是把每颗牙投影在了殆平面上，然后无论是用四段法还是六段法，或者用铜丝法测量出来的拥挤度都失去了垂直方向的信息，正畸医生的补救措施是从侧面再测量一个殆曲线的深度；从矢状向观察，模型可以诊断磨牙安氏分类及切牙覆盖、覆殆；而从后前位方向观察，模型可以诊断后牙横向的宽度不调。以上就是正畸医生临床上最常用的模型诊断了，然而，这些诊断基本处于客观反映错殆畸形特征的阶段，没有经过正畸医生的大脑加工处理出这个畸形是否严重、危害大小、治疗难度如何、预后如何等综合信息。而要满足这种附加的信息要求，就需要正畸医生的经验和主观判断了。但无论是东方还是西方的文化，大家都倾向于相信能够测量出来的客观事实，于是就出现了把专家判断转变为客观测量的标准，如正畸同行评价指数（Peer Assessment Rating Index，PAR）、牙殆关系不调指数（Discrepancy Index，DI）和客观评分系统（Objective Grading System，OGS）等综合诊断分析系统，其中 PAR 是为了满足英国医疗保险体系报销需要一个客观评价指标的需求而建立的；而 DI 和 OGS 是美国正畸委员会（American Board of Orthodontics，ABO）为了客观评价正畸专科医生水平建立的。不同的指数设计不仅仅反映了正畸医生对错殆畸形严重程度的理解、治疗效果的评价，而且是为了满足不同国情的医疗体系或专科医生的考核体系而建立的。中国暂时没有与英美对应的评价牙殆模型畸形严重程度及治疗满意度的客观指标，2008年我曾经从卫生部公益性行业基金中申请过一项建立中国口腔正畸疗效评价标准的研究，组织了全国知名正畸专家72人对收集自6所正畸知名院校正畸科完成病例的治疗前后模型、X线片、面貌相等进行了专家主观判断，初步建立了中国正畸专家对错𬌗畸形治疗前后诊断及疗效评价的客观标准，并在国内外发表了系列文章。但我们发现反映专家主观判断的客观测量项目过于复杂，实用性有待改进；同时我们今年最新的研究发现，实验设计的不同，专家做出的判断也会不同。可见要想真正了解专家的思想，实现正畸领域的人工智能，还有相当长的路要走。我们正在与信息科学领域、认知科学领域的专家合作，希望能建立起科学且实用的反映中国专家智慧的正畸疗效评价系统。

（2）头影测量学

头影测量出现后，正畸医生终于看见石膏模型上看不见的颌骨关系，以及牙齿与颌骨之间的关系，正畸学对错𬌗畸形形成机制的认识从此走上了一个新的台阶。头影测量的项目很多，但如果把这些项目聚聚类，大致可以归纳出4个大类：

● 上下颌骨矢状方向关系的诊断，最常用的测量项目就是SNA、SNB、ANB角度测量，加上一个能反映上下颌骨矢状向关系的线距测量，Wits值，对应于ANB角。角度测量的好处是不受放大率的影响。

● 上下颌骨垂直方向关系的诊断，最常用的就是上颌平面 PP、下颌平面 MP 与前颅底平面 SN 的夹角，分别反映上、下颌平面的倾斜度；其中 MP/SN 常被用来诊断高角及低角错𬌗，当然也可以用上、下颌平面的夹角 MP/PP 来反映高角或低角。除了角度测量以外，高低角的诊断也可以用后前面高的比例来反映。

● 上下切牙的角度和突度的诊断，角度最常用的是上切牙与上颌平面的夹角 U1/PP，以及下切牙与下颌平面的夹角 L1/MP；突度最常用的是上下切牙切缘距 APog 线的距离，因为这条线反映的是上下颌基骨的前界。临床上也可以用 U1 与 NA 平面、L1 与 NB 平面的距离和角度来佐证。

● 其他测量诊断项目：上下颌骨长度、上下颌骨在水平参照系中的突度、𬌗平面倾斜度、Spee 氏曲线、前后牙萌出高度、磨牙角度和位置、下颌骨形态、气道形态等。

正畸学中的各种头影测量分析法则是上面这些项目的排列组合，反映的是分析法提出人对错𬌗畸形的观察角度、他们对错𬌗畸形形成机制的认识、甚至隐含着他们的矫治理念。以表 1 中的 PASS 分析法为例，因为 PASS 系统强调四维诊断和矫治，因此除了上面提到的上下颌骨矢状方向及垂直方向诊断、上下切牙的角度和突度诊断之外；重点关注了经过生长发育研究，特别是我们课题组最新的研究发现会随着时间维度变化而会发生改变的测量项目，如随上下颌骨生长旋转而改变的功能性𬌗平面倾斜度（FOP）、随下颌骨超过上颌骨矢状方向生长量而代偿的上磨牙牙长轴与上颌平面的夹角（U6/PP）、受上颌基骨牙根部拥挤度影响的上磨牙根尖在上颌骨近远中向的位置（U6a/PA%）、能反映上颌𬌗平面及间接反映上颌 Spee 氏曲度的上磨牙和上切牙垂直向

表 1 PASS 头影测量分析法

	均值	标准差	测量值
SNA	82.8	4.0	
SNB	80.1	3.9	
ANB	2.7	2.0	
Wits（mm）	-1.1	2.9	
PP/SN	9.3	2.4	
MP/SN	32.5	5.2	
MP/PP	27.3	4.6	
FOP/PP	NA	NA	
U1/PP	115.8	5.7	
U6/PP	NA	NA	
U6v/U1v	NA	NA	
U6a/PA%	50%	NA	
L1/MP	93.9	6.2	
U1-AP（mm）	7.2	2.2	
L1-AP（mm）	4.8	2.1	

注：FOP，功能性𬌗平面（平分后牙咬合的𬌗平面）；U6/PP，U6 与 PP 平面的前下夹角；U6v/U1v，U6 近中颊尖到 PP 的垂直距离与 U1 切缘到 PP 的垂直距离的比值；U6a/PA%，U6 根尖到 PNS-A 点连线的垂足距 PNS 长度占 PNS-A 点总长度的比例，这里的 50% 是预估值，待测量数据增加后会更新；NA，尚未建立正常值。

萌出高度（U6v/U1v）等测量项目。这些新增的项目主要是为了反映牙列在时间维度的变量特征，有助于正畸医生判断生理性支抗的强度及设计矫正力系统。

颌骨横向关系的异常主要指上下颌骨、上下牙弓宽度方向的不调及面部偏斜问题，诊断的工具主要有头颅正位片和CBCT，其中二维的头颅正位片只能描述上下颌骨的宽度和诊断颌骨及髁状突是否左右对称，而三维的CBCT可以描述具体不对称的部位及不对称的程度，提高了诊断的精确度。但由于轻度的颌骨不对称通常不需要治疗，而严重的不对称畸形只能通过正颌外科手术的方法才能纠正，所以头颅正位片在正畸临床使用得并不多，需要正颌外科治疗的病例现在大多拍摄三维CBCT。

（3）面型诊断

虽然面型诊断可以从临床直观获得，但这个诊断一定要用照片记录下来，因为文字很难精准描述形态，而这个形态一旦开始正畸治疗就开始发生渐变，没有照片就会失去原始形态的参照。在正畸临床上，面型诊断主要包括以下3个方面：

● 侧面观：正畸医生常常从患者侧貌突度来推断上、下颌骨及牙齿的突度是否正常、它们之间的关系是否协调，以及下颌平面的倾斜度或后前面高的比例。因为这些判断与牙列、颌骨在矢状及垂直方向的诊断关系密切，有可能影响正畸治疗的难度，或者是在正畸过程中会发生改变。

为了了解变化的程度，每个患者应该拍摄 90° 的侧位面相。虽然大多数情况下牙型、骨型、面型趋于一致，但由于口颌系统自身代偿机制的存在，通过侧貌面型来判断牙殆关系是最不可靠的，所以面型诊断只能用于严重牙、颌畸形的初筛。

● 正面观：正畸医生需要关注面下 1/3 占全面高的比例关系是否协调，上唇长度是否正常，唇、齿、龈关系是否协调美观，面部左右是否对称。在上述正面观的诊断中，我认为最重要的有两点：①如果有开唇露齿，是上唇短造成的？还是上切牙萌出过度造成的？因为前者不是正畸治疗能解决的问题。如果是后者或者这两个原因同时存在，正畸治疗可以通过压低上切牙减少牙齿暴露的程度；②有无明显的颜面不对称？轻度的颜面不对称普遍存在，只要不影响牙殆关系通常无须矫治；严重的要和患者讨论是否接受手术方法。但无论偏斜与否、偏斜程度大小，一定要拍正面相，最好同时包括自然唇位和微笑唇位，这不仅是正畸初始状态的记录，有助于诊断和矫治方案的设计，也有助于避免不必要的医疗纠纷。临床上经常发生的情况是患者在治疗过程中或治疗后发现面部左右不对称了，这通常并不是患者在故意讹你，最大的可能性是患者治疗前牙齿不好看是他关注的重点，等牙齿排齐后，主要矛盾解决了，这时次要矛盾更容易被发现了，特别是如果治疗前牙齿和颏部中线都往同一侧偏的患者，正畸医生只能改变牙齿位置，所以如果通过正畸治疗把牙齿中线矫正到与鼻尖或人中一致，患者可能会发现颏部与牙中线偏离得更远了，于是会误以为医生把颏部矫治歪了。但真实情况是，正畸医生除了矫正牙齿，对下颌骨几乎是无能为力的。很多正畸医生会因为看到青少年Ⅱ类面型患者治疗后下颌后缩得到了明显的改善，就认定自己具有改变下颌骨长度的能力，但从四维正畸学的角度，这更多的是下颌骨正常生长的表现，现代正畸学临床研究拿不出足以令人信服的循证医学证据支持任何一种矫正器能够增加下颌骨的长度。那正畸医生是怎么矫治下颌后缩病例并改善他们面型的呢？我们会在后面的章节中再进一步探讨这个问题。

5. 三维 CBCT 的诊断价值

（1）CBCT 的特点

CT 在口腔科领域中的应用可追溯到 20 世纪 80 年代，但传统医学 CT 在口腔临床应用时存在放射剂量大、扫描时间长的问题，故仅用于颌骨肿瘤的诊断，不适合在口腔门诊常规应用。CBCT 使用了锥形射线来替代传统 CT 的扇形射线（图 8），原因是扇形射线中大部分会发散到弧形探测器平面之外，仅有 5% 投射到探测器平面上被采集到；锥形射线虽然更加发散，但由于配合使用了平板探测器，因此多数射线会被探测器采集到，即可以用更小剂量的射线来获取更大区域的影像。单次 360° 旋转投照获得的几百张基础影像经过计算机处理，通过反投影算法整合在一起形成 CBCT 影像的体积数据，能够重建出各向同性具有良好空间分辨率的三维立体影像。

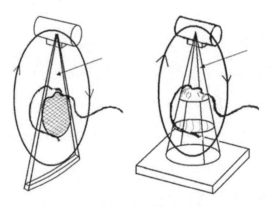

图 8　扇形射线和锥形射线投射原理

CBCT 的放射剂量远远低于医疗 CT，但报道的具体剂量各不相同。有报道称使用医疗 CT 扫描上颌的辐射量相当于上百张曲面断层的辐射量；而 CBCT 的辐射剂量相当于 4 ～ 6 张曲面断层的辐射剂量。CBCT 的扫描时间大多在数十秒内可以完成，这个时间与大多数曲面断层扫描很接近。扫描时间越短，越容易得到患者的配合。另外，多数的 CBCT 采用了立位扫描的方式，包括站位和坐位两种，立位的设计可以使操作过程简化，患者也更容易接受，并且机器占地面积相对小，更适合口腔门诊使用。

（2）CBCT 的临床应用价值

口腔正畸学是一门协调颅、颌、面三维空间关系的口腔医学学科，所以三维诊断具有非常重要的意义。CBCT 的出现第一次使正畸医师可以用低放射剂量获得高空间分辨率的三维颅颌面影像，为错𬌗畸形的诊断及该领域的研究提供了有力的工具。CBCT 单次扫描获得的锥体束容积数据同时包含了软硬组织，并允许计算机对数据进行二次重建，可分别在垂直于轴向、冠状向和矢状向的平面上生成二维多层重建影像，并提供"实时"显示模式，能同时显示某一部位在 3 个平面上的情况及变化，便于观察。基本显示窗口见图 9。

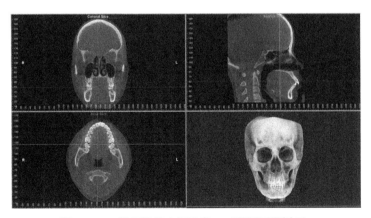

图 9　CBCT 数据的基本显示窗口（彩图见彩插 7）

通过增加每层的层厚到 130 ～ 150 mm 可以实现二维头颅侧位片的重建（图 10）。与此相似，沿着牙弓曲线创建不同层厚（0.4 ～ 150.0 mm）的斜行多层重建影像，就可以生成曲面断层片（图11）。用上述方法获得的头颅侧位片和曲面断层片与传统头颅侧位片和曲面断层片相比，最大的不同在于这种拍摄模式下投射角度是始终垂直于体表的，射线进出颅面各部分的放大率是相等的。另外，可以生成层厚为所选体积分辨率的断层，因此就能避免发生解剖结构的重叠，从而精确定位骨性标志点。

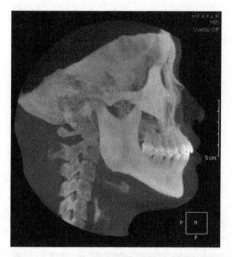

图 10　CBCT 数据重建获得的头颅侧位片

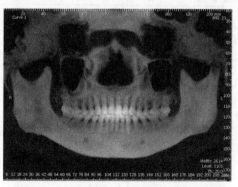

图 11　CBCT 数据重建获得的曲面断层片

　　CBCT 比曲面断层片的优势在于它不仅可以显示牙根近远中的牙槽骨情况，还可以显示唇颊舌向牙槽骨的厚度，这对于了解牙齿移动的生理性边界，特别是上下切牙内收量，具有重要的价值。从图 12 显示的切牙腭侧牙槽骨量，我们可以看出内收上切牙可以通过少许整体移动加冠舌向倾斜移动；而内收下切牙只能通过牺牲少许舌侧牙槽骨边缘嵴的冠舌向倾斜移动。超过牙槽骨边界的内收量虽然可以更多地减小嘴唇的突度，却可能导致根尖吸收、牙槽骨吸收而出现骨开窗或骨开裂等现象（图13）。虽然少量的骨开窗、骨开裂不会影响牙齿的稳定性，并且有可能在治疗后被机体自身缓慢地修复，但大部分牙根被移出牙槽骨则可能出现牙根冷热过敏、难以承受过重的咬合力等牙体、牙周健康隐患。另外，CBCT 还被用于后牙颊舌向倾斜度的诊断（图 14），对于矫治后牙宽度不调提供参考。

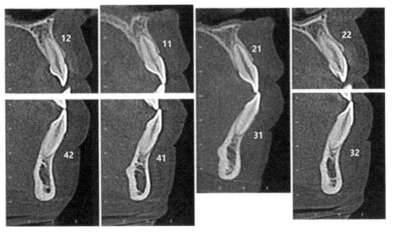

图 12　CBCT 诊断上下切牙唇舌向牙槽骨生理性边界

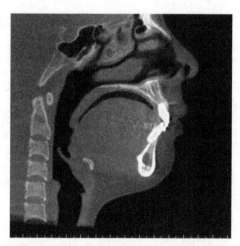

图13　超限内收上下切牙后,可见上切牙根尖吸收,牙根只剩1/2,腭侧牙槽骨板吸收;
下切牙牙根移出牙槽骨

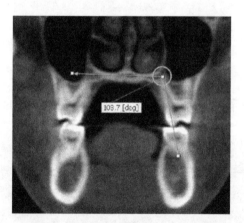

图14　CBCT诊断后牙颊舌向倾斜度及牙槽骨边界

此外,CBCT还可以用于正畸临床上阻生牙和多生牙空间位置判断(图15)及评估颞下颌关节(图16)与气道(图17)的情况。近年来还有人用CBCT诊断腭中缝的闭合程度,以判断快速腭开展的可能性。

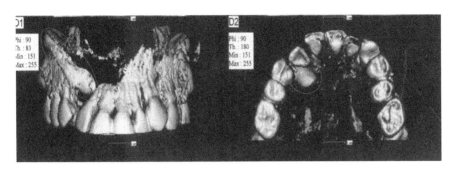

图15　通过 CBCT 数据三维重建可以清晰显示阻生牙的位置和冠根方向

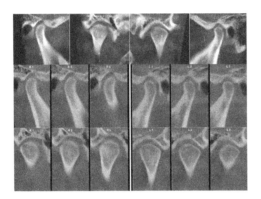

图16　在 CBCT 图像上可观察任一层面的髁突影像，以便评估髁突形态

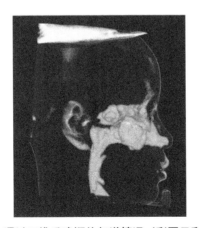

图17　通过三维重建评估气道情况（彩图见彩插8）

CBCT 的诊断价值毋庸置疑，但目前我们还没有实现用 CBCT 进行正畸牙齿移动量的精准测量，因为在三维 CBCT 上，我们尚不清楚最稳定的重叠结构在哪里，我们课题组正在用种植钉支抗的样本结合形态统计学的方法进行这个方向的探索。

6. 正畸治疗计划

在介绍完错𬌗畸形的特点、诊断及正畸治疗的目标后，正畸治疗方案的任务就是把初始错位的牙齿移动到最终的目标位。然而从上面的描述中，我们可以看到正畸学对错𬌗初始状态的描述用的是牙颌面具体的形态和位置的异常，但对目标位置的描述却变成了抽象的美观、功能、稳定、健康，没有一项告诉你牙齿应该具体放在哪个位置。在正畸学上唯一一个描述了每颗牙位置和角度的最佳自然𬌗六标准还是相对于直丝弓的正常值，而不是相对于人体任何解剖结构的正常值，所以最多与美观目标相关，至于功能、稳定、健康这些与口颌系统生理特点有关的目标，很多正畸医生并不知道应该怎么做才符合这些抽象目标的要求，所以更多的是停留在概念上。于是在非正畸医生的眼里，正畸治疗就只剩下一个看得见的目标，那就是把牙齿整整齐齐地排列在一根弓丝上，而这件事如果借助于现代数字化技术来做，会在电脑上排得更加精准、高效且可视化，于是很多不知情的口腔医生、计算机从业人员、美容院从业人员开始借助于这种高科技手段为错殆畸形患者提供隐形正畸治疗。如果专业正畸医生的治疗方案要综合考虑 4 个目标，而非专业医生只考虑一个患者能看得见的"排齐"目标，这两个治疗方案的医疗质量、长期效果及对口颌系统健康的影响自然会大相径庭。

在专业正畸医生的眼里，制订治疗计划是决定正畸成败的关键，正畸医生需要调动自己所有的专业知识，综合分析患者所有的客观情况及主诉要求，决定要不要治、什么时间开始治及如何治的问题。与正畸诊断不同，制订治疗计划是一个相当主观的过程，不同正畸医生会由于教育背景、技术经验、对患者具体情况的判断得出不同的治疗方案，这就意味着即使是同一种错殆畸形，患者如果去了不同的医疗机构、甚至在同一家口腔医院仅仅是挂了不同正畸医生的号，得到的治疗方案就有可能不一样。这是为什么呢？下面我用 3 个最常见的争议性问题来分析一下为什么正畸医生会对相同错殆畸形给出不同的治疗方案。

（1）要不要拔牙矫治？

在正畸治疗中，一个最重要的临床判断就是要不要采用拔牙矫治的方案，从患者及其家长的角度，大家都不愿意拔牙，而在正畸专业领域的确也经历了 Angle 医生提倡的不拔牙年代，Tweed 和 Begg 医生提倡的拔牙年代，以及今天慎重地判断拔牙还是不拔牙的年代。从上面的历史变迁我们可以推断，在 Angle 时代，即使不拔牙也是可以把牙齿大致排齐的，这是矫正牙齿最初的美观目标；但到了 Tweed 和 Begg 年代，由于发现了很多不拔牙矫治结束的患者出现了明显的复发，于是才开始尝试拔牙矫治，这时正畸医生至少关注了两个目标，即美观和稳定，可见正畸治疗的目标也是在临床实践中不断发展而来的。目标不同，治疗方案就会不同，所以简单地把一个矫正器或技术是不是能不拔牙就排齐牙列作为评价矫治器或技术是否先进的标准是错误的，我们不能重蹈历史的覆辙。还有一个值得注意的问题是中国正畸的起步晚，大家习惯了向发达国家学习先进的正畸技术，但不能把国外矫正器报道的低拔牙率简单归因于国外的矫正器好，这里存在一个错𬌗畸形人种差异的问题。大家都知道西方人鼻子和颏部比较发达，相对而言嘴唇的突度就不明显了，所以西方人报道的拔牙率常常低于 30%，他们更加担心拔牙矫治后出现嘴唇凹陷（dish in）的问题；而我们中国人下巴颏普遍不发达，也很少人有高鼻梁，因此凸面型居多，但受西方影视、纸媒、网络照片等的影响，中国人也希望拥有和西方人一样的直面型。因此，很多患者希望通过正畸治疗减小嘴唇的突度，加上我们的拥挤病例也多，所以中国患者的拔牙率一般在 60%～70%。虽然大多数正畸医生是了解这些背景知识的，但隐形矫正器出现以后，很多非正畸医生开始用隐形矫正器给错𬌗畸形患者实施治疗，他们可能既不了解正畸的历史教训，也没有错𬌗畸形的种族差异的概念，直接参考国外医生报道的拔牙率来指导自己的临床实践，

自然不可能到达功能、美观、稳定、健康的矫治效果。可能唯一
能实现的是暂时把牙列排齐，毕竟在计算机屏幕上什么错位的
牙齿都是可以在某一个基准平面上排齐的，所以我们今天可以
看见牙根被大量移动到牙槽骨外侧的病例，显然违背了健康、稳
定、功能等目标。那么正畸医生应该如何判断要不要拔牙和拔什
么牙呢？从专业角度讲，我们要关注如下客观指标：

① 拥挤度

严重拥挤通常都需要拔牙才能排齐牙齿，一味扩弓或推磨牙
向后有可能将牙根移至牙槽骨外，不利于牙周组织健康；轻、中
度拥挤就要再看下面其他几项的情况是否支持拔牙了。

② 切牙覆盖覆𬌗

建立正常覆盖覆𬌗是除排齐牙齿之外最直观的一个目标。
对于深覆盖病例，前牙是否需要内收及内收多少才能建立正常覆
盖直接影响着正畸医生是否考虑拔牙及拔什么牙的决定；对于反
𬌗病例，由于正畸医生对下颌骨的改建能力更小，下牙槽突允许
牙齿移动的范围也更小，所以拔牙的类型也会有所不同。

③ 牙弓前突

牙弓前突影响唇部美观，通常都需要拔牙才能减小突度。
所以除非牙弓有间隙或可以通过扩弓、推磨牙向后等创造出少许
间隙，而患者又能接受现有突度，拥挤度也不大，否则都需要
拔牙。

④ 磨牙关系

磨牙关系有助于推测上颌或下颌磨牙有没有发生前移及前移量大不大，推回去的代价高不高。如成人骨性Ⅱ类错𬌗，如果上磨牙已经前移到完全远中关系，此时用支抗钉把上磨牙推到中性来获取前牙空间的方法就不如拔除上颌两颗双尖牙解除前牙拥挤更加高效。

⑤ 牙弓宽度

牙弓宽度窄的错𬌗畸形，如果拥挤度不是很大，有可能通过扩弓的方法排齐牙列；值得一提的是，在支抗钉辅助的骨性扩弓技术出现以后，很多医生认为只要腭中缝能打开，再拥挤的牙列也能不拔牙排齐，但需要注意的是下颌骨并不具备骨性扩宽的能力，因此要考虑下牙弓牙性扩弓的限度。另外，东方人面型比西方人宽，骨性扩弓还要考虑对患者面型是否有利。

⑥ 牙列 Spee 氏曲度

以下颌为例，如果下颌的 Spee 氏曲度大，通常表现为下切牙垂直向过度萌长，前牙深覆盖深覆𬌗。如果要压低下切牙打开咬合，下切牙必然唇倾而增加下牙弓突度，而下切牙过度唇倾既不利于美观，也不利于稳定和牙周健康，所以垂直方向的问题可能会转变为矢状方向的问题，如果因此会明显增加前牙突度，则需要考虑拔牙。

⑦ 高低下颌平面角

对于临界病例而言，一般认为高角病例倾向于拔牙矫治，低角病例倾向于非拔牙矫治。理由主要是对于高角病例如果采用推磨牙向后解除拥挤的方案可能会增大下颌平面角，而采用拔牙矫治，后牙通常都会有少许前移，则有助于减少下颌平面角。

⑧ 矢状骨面型

一般认为Ⅰ类骨面型的患者如果需要拔牙矫治，可以考虑对称性拔牙的方法，如拔 4 颗第一或第二双尖牙；Ⅱ类骨面型的患者如果下颌明显发育不足，则可以考虑拔上颌第一双尖牙和下颌第二双尖牙，甚至下颌不拔牙；Ⅲ类骨面型可以与Ⅱ类骨面型相反，或者考虑拔下颌末端磨牙。困难的是，对于生长发育期的青少年，我们常常无法判断上颌骨或下颌骨生长的增量。

⑨ 生长潜力

正畸医生可以借助于年龄、骨龄、牙龄等推测患者处于生长高峰期、高峰前期、高峰后期、生长结束期等，这个知识被大多数正畸医生用来判断是否做生长改良治疗，在后文介绍的四维正畸观里，会讨论颌骨生长对牙列三维方向代偿的影响，也会影响到拔牙不拔牙及拔什么牙的判断。

⑩ 牙周情况

对于拔牙不拔牙均可的病例，特别是对于成人患者，还需要检查牙周状况。如果患者唇颊侧牙周组织比较薄，则倾向于拔牙矫治，因为对于这样的病例，如果选择扩弓的方法，会增加唇颊侧牙周组织的张力，增加牙龈退缩的风险。

上文这 10 条可以通过对牙殆模型、头颅侧位片、临床检查等得出初步的诊断，当然如果没有经过专业测量培训，你仍然无法判断这 10 条的严重程度；即使你都会测量了，你还需要学会分析这 10 条之间的权重关系。

对于明显前突的患者，正畸医生不难判断需要拔哪些牙来矫治，其中最常见的就是拔除 4 颗第一双尖牙；但对于突度不明显却伴有牙列拥挤的，特别是青少年，是否拔牙？拔什么牙？常常会成为令正畸医生非常纠结的问题。因为拥挤病例不拔牙就意味着要扩展牙弓，虽然牙弓的确可以向两侧及向后扩展一些，但这些方法能够提供的间隙有限，而且在推磨牙向后的反作用力作用下，前牙会发生唇倾而增加嘴唇的突度，但嘴唇突度的增加量又会受软组织厚薄、张力等的影响而出现因人而异的反应，也就是说嘴唇软组织的移动量与牙齿的移动量不是同步的，也没有固定的比例关系，而青少年上下颌骨的生长量在目前也是无法预测的，所以正畸医生只能进行定性的预估，而给不出定量的判断。因此，正畸医生必须跟患者及其家长沟通他们对面型的审美观点。可见拔牙不拔牙涉及很多因素的综合判断，有些并没有绝对的对错，这样的病例在正畸学上被称为临界病例，即拔牙不拔牙都可以矫治的病例，这是临床上正畸医生最难做出抉择的一类。

那么对于临界病例，是不是说采用拔牙还是不拔牙矫治的效果就是一样的了呢？

为了回答这个问题，我们课题组收集过这样一个样本，就是请 5 位专家对已经完成正畸治疗的一批患者治疗前的面𬌗相、X 线片、石膏模型、患者基本资料进行独立判断，通过判断寻找出专家有可能采用拔牙矫治方案，也有可能采用不拔牙矫治方案的病例作为临界病例样本，然后根据患者实际采用了哪种治疗方案分为拔牙组和非拔牙组，比较这两组病例矫治后牙齿排齐程度、咬合关系、中线对齐情况、覆盖覆𬌗关系、面型等的专家评分。结果发现，除了面型，其他方面的评分在这两组之间并没有统计学意义上的差别。从面型的评分看，拔牙组获得了专家更高的评分。这项研究发表在正畸学最权威的 *American Journal of Orthodontics and Dentofacial Orthopedics*（简称为 AJO-DO）上，该研究提示我们，对于临界病例来说，拔不拔牙主要取决于对面型的美观考量。对于具体的患者来说嘴唇到底是稍微突一些好看，还是稍微凹一些好看，这是非常主观的判断，加上嘴唇的内收量与牙齿内收量之间并没有固定的比例关系，所以不同经验的正畸医生就可能给出不同的方案。

（2）要不要早期矫治？

这个问题看似只应该有一个封闭性的答案，但你无论回答"要"还是"不要"，都会被提出反证，为什么会出现这样的情况呢？所谓早期矫治的问题是指在进入恒牙期之前要不要开始矫治？对这个问题的回答取决于提问的场合、被问的医生的专业和患者的具体情况。为什么一个封闭性的问题却得不到明确的答案呢？让我们分析一下其中的原因。

第一，不同专业的口腔医生在回答这个问题时他心目中的矫治可能根本就不是一个概念，这与公立口腔专科医院的医生分工有关。例如，儿童口腔科专家的观点一定是"要"，因为在儿童口腔科医生眼里的矫治是以预防性矫治为主体的，如缺隙保持器、殆诱导等治疗；而在口腔正畸科医生眼里的矫治是要主动施力移动牙齿为主的治疗，往往不是一个概念。所以即使是支持 12 岁恒牙期再开始矫治的正畸医生也并不意味着只要不到 12 岁他就一律不治，而是在他们眼里恒牙期之后的矫治才是全面的正畸治疗，之前做的叫预防性或阻断性治疗，算不上专业正畸医生眼里的正式的矫治而已。如前牙反殆，很多正畸医生都会选择早期干预，但仅仅是用了一个比较简单的活动矫正器，在这个阶段的矫治目标也仅仅是解除前牙反殆，而不是排齐上下牙列、建立正常咬合关系，一旦反殆解除，就会结束这个阶段的矫治，让患者等待替牙结束后再实施全面的正畸治疗，所以也被正畸医生叫作双期矫治。

第二，即使同是正畸专业的医生，对要不要双期矫治也有不同的观点，这与一名正畸医生在接受正畸教育时被灌输的正畸理论体系有关。如相信功能性矫治器能够促进下颌骨生长的正畸医生，会倾向于做双期矫治，即第一期先用功能性矫治器促进下颌骨生长，等到恒牙期再开始第二期全面的正畸治疗，当然有少数对牙齿排齐要求不高的患者也可能第一期解决了主要问题之后就不要求第二期正畸治疗了。那能不能因此就认为早期矫治具有普适性呢？这需要循证医学的方法来证明，于是正畸专业的学者们进行了大量的科学研究，虽然很多基础研究支持导下颌向前的治疗能够促进髁突局部的骨代谢，但大多数临床研究的结果并不支持这类矫治器改变了下颌骨最终的长度，因为在设立了不做正畸的生长对照组、做固定矫正器的治疗对照组后，发现功能性矫正器组只是在治疗期间前移了下颌骨的位置，但延长观察期后，发现下颌骨最终的长度并没有比其他组更长。那是不是就证明了功能性矫治器没用呢？也不是，前文提到的功能性矫治器在治疗中前移了下颌骨位置的事实其实是有其他功效的，这个问题我们在后文再详细介绍。另外，即使针对Ⅱ类错𬌗的早期矫治并未能促进下颌骨的生长，它也可能还有其他有益的效果，如减少上门牙外伤的风险、破除口腔不良习惯等。正畸界对于要不要双期矫治的争议仍在继续，所以专业正畸医生相信双期矫治和单期矫治的都有。我个人的观点是大多数病例不需要双期矫治也能获得很好的效果，部分病例早期矫治可以减轻Ⅱ期治疗的难度，少数病例可能因此而避免拔牙或对种植钉支抗的需要，但如何区分上述情况有待正畸界更深入的研究。值得注意的是，由于双期矫治总的疗程比较长，功能性矫治器和口外弓又都需要患者认真配合戴用才能奏效，所以要综合患者矫治的意愿、依从性、家庭经济条件和对口腔健康的重视程度等而定。

第三，即使对同样类型的错𬌗，正畸医生也会因为患者的不同、医疗场所的不同等具体情况的差异给出不同的答案。如拥挤病例要不要早期矫治？大多数在中国接受正畸专业教育的医生会说"不要"，因为他们发现在替牙期治疗以后大多数情况下并不能避免恒牙期还是要进行全套的拔牙矫治；但我们在学术交流时会看见国外有些正畸医生提倡使用早期扩弓、推上磨牙向后、阻止下磨牙前移等手段来减少恒牙期的拔牙病例，他们展示的成功病例效果的确不错，于是正畸初学者就会质疑中国老师教的概念是不是过时了，不够先进？

对于这个疑问，我没有做过系统的对比研究，只有个人的临床经验，所以不能给出很肯定的答案，在此分享一下我的观点。我们大家都知道西方人鼻子和下巴颏发育得好，所以嘴唇前突的病例少，在恒牙期病例中的拔牙率也只有30%左右，也就是说大多数病例不需要拔牙；而我们中国人及周边国家的黄种人拥挤和前突的情况明显多于白种人，在中国的恒牙期患者中拔牙矫治占到60%～70%的比例，也就是说大多数病例需要拔牙，否则就会造成患者和医生对治疗出来的结果都不满意。那对于一名替牙期患者，如果是西方人，我知道如果做早期治疗，可以解除部分拥挤，等到恒牙期时，大多数病例都不需要拔牙矫治，因此早期矫治减轻了拥挤度，无疑就简化了第二期的治疗，那我可能愿意选择早期矫治；但如果患者是中国人呢？我知道大多数患者替牙完成后是要拔牙矫治的，那我早期矫治减轻了部分拥挤度并不能为我拔牙矫治节省时间，反而会延长总疗程。也就是说如果我们用恒牙期是否需要拔牙作为早期矫治是否成功的标准的话，那在中国患者中进行早期矫治的成功率一定远低于美国，因此大多数中国正畸医生都会选择恒牙期后一次性矫治。那对于少数有可能通过早期矫治避免拔牙，或者即使不能避免拔牙，但能缩短Ⅱ期矫治的时间或简化Ⅱ期矫治的难度的患者来说是不是就不合适了呢？当然是，但问题是正畸医生没有办法准确地预测哪些患者到恒牙期后不需要拔牙，也不能准确预测疗程，因为后者不仅与矫治难度有关，还与患者的配合程度有关。在这种情况下，对于那些有可能从早期矫治中获益的患者，正畸医生愿不愿意冒险争取一下，就要看当时场景下医患双方沟通的结果了。如果医生判断患者属于有一分希望就愿意付出十分努力的，就可能愿意去争取一下最好的可能性；但如果医生判断患者属于更注重性价比的，或所处的医疗场所患者太多，那自然不愿意去做大概率有可能被患者家长误解你动机的早期矫治了。所以，泛泛地争论恒牙期之前要不要做正畸治疗其实没有太大意义，看见患者的实际情况再讨论做与不做才是更科学的决策方法。

（3）要不要正颌外科？

如果患者是青少年反𬌗的情况，正畸医生在判断是否要开始正畸治疗时还会思考另外一个问题，就是该患者的反𬌗有没有可能随着生长发育越来越严重，以至于必须配合正颌外科手术才能最终解决问题？这个担心当然不是多余的。问题是，正畸医生其实并没有准确预测下颌骨生长量的能力，所以他们只能依据眼下患者的反𬌗严重程度、父母有没有类似畸形等推断这个反𬌗到底是牙源性的，还是骨源性的？一般来说，如果有不良习惯等明确原因导致的反𬌗，大多是牙源性的，可以通过正畸矫治；但如果是遗传性的就存在发展为严重骨性畸形的可能性。如果正畸医生能判断出虽然是骨性反𬌗，但不会发展成严重的骨性畸形，那么早期通过上颌前方牵引等手段，也可能帮助患者避免以后的手术，但由于存在较大的不确定性，患者能否理解往往会影响正畸医生的决定。相反，如果医生判断患者发展成严重骨性畸形的可能性比较大，就会选择先不开始正畸治疗，观察到患者生长基本结束时，如 18 岁后再决定是做单纯正畸，还是正畸-正颌联合治疗？正畸并非性命攸关的急诊治疗，所以等待生长结束，不确定性减小后再做判断未尝不是一个好的策略。

如果患者是成人了，是否手术的判断主要依据骨性反𬌗的严重程度，对于严重骨性畸形的患者，这个答案是显而易见的。

但问题是什么是严重骨性畸形？虽然牙齿的关系能部分反映上下颌骨的关系，但口颌系统有一种特殊的机制会掩盖骨性畸形的严重程度，这就是牙代偿。牙代偿是指当上下颌骨关系是Ⅱ类或Ⅲ类时，上下切牙会向着减小Ⅱ类覆盖或Ⅲ类反覆盖的方向倾斜代偿，以至于仅仅看牙齿关系时会让人低估骨性畸形的严重程度；但有时牙齿又会出现相反的表现，即骨性畸形并不严重，但上下牙之间的关系看上去距离正常位置相去甚远，导致软组织面型看上去非常严重。前者有可能导致一名需要做正颌外科的病例被误判为单纯正畸病例，而后者有可能导致一名正畸可以治疗的病例变成了正颌外科手术病例。与拔牙不拔牙诊断类似的情况是，也有一部分患者属于做不做正颌外科都能解决牙殆关系畸形的病例，也可以叫着正畸－正颌临界病例。对正畸－正颌临界病例的边界如何掌握？不同的正畸医生会给出不同答案，有些正畸医生倾向于只要有骨性畸形就必须借助于手术把颌骨做到正常，然后再正畸；另外一些正畸医生是只要能把牙齿矫正到正常的覆盖覆殆关系就不做正颌手术。当然在临界病例的范围内，骨性畸形越严重，正畸治疗的难度越大，成功率也就越低。所以我并不提倡本书的普通读者去挑战正畸－正颌的边界，有经验的正畸医生也不会依靠1～2个头影测量值来做决定。另外，即使你判断了能够用牙代偿性矫正的方法建立切牙的正覆盖、正覆殆关系，也要告诉患者治疗后切牙倾斜度及中面部凹陷等由于骨性畸形带来的难以避免的问题。除了严重骨性畸形需要正颌手术外，明显的颜面不对称畸形大多也需要正颌外科手术才能解决。

参考文献

1. 宋广瀛，赵志河，丁寅，等.69名正畸专家对正畸疗效满意度主观评价的研究.中华口腔医学杂志，2012，47（3）：134-138.

2. 刘思琦，沈刚，白丁，等.中国正畸专家对错𬌗畸形严重程度的主观判断一致性研究.北京：北京大学学报（医学版），2012，44（1）：98-102.

3. 宋广瀛，李巍然，耿直，等.正畸疗效满意度主观评价一致性的探讨.北京大学学报（医学版），2012，44（1）：103-107.

4. 宋广瀛，姜若萍，张晓芸，等.正畸疗效主、客观评价方法的有效性.北京大学学报（医学版），2015（1）：90-97.

5. GUANG-YING SONG, SHELDON BAUMRIND, ZHI-HE ZHAO, et al. Validation of the American Board of Orthodontics Objective Grading System for assessing the treatment outcomes of Chinese patients. Am J Orthod Dentofacial Orthop，2013，144（3）：391-397.

6. GUANG-YING SONG, ZHI-HE ZHAO, YIN DING, et al. Reliability assessment and correlation analysis of evaluating orthodontic treatment outcome in Chinese patients. Int J Oral Sci，2014，6（1）：50-55.

7. XIAONAN YU, BIN LIU, YURU PEI, et al. Evaluation of facial attractiveness for patients with malocclusion: a machine-learning technique employing

Procrustes. Angle Orthod，2014，84（3）：410-416.

8. XIAO-NAN YU，DING BAI，XUE FENG，et al. Correlation Between Cephalometric Measures and End-of-Treatment Facial Attractiveness. J Craniofac Surg，2016，27（2）：405-409.

9. S LIU，H OH，D W CHAMBERS，et al. Validity of the American Board of Orthodontics Discrepancy Index and the Peer Assessment Rating Index for comprehensive evaluation of malocclusion severity. Orthod Craniofac Res，2017，20（3）：140-145.

10. SIQI LIU，HEESOO OH，DAVID WILLIAM CHAMBERS，et al. Interpreting weightings of the peer assessment rating index and the discrepancy index across contexts on Chinese patients. Eur J Orthod，2018，40（2）：157-163.

11. G CHEN，S CHEN，X Y ZHANG，et al. A new method to evaluate the positional stability of a self-drilling miniscrew. Orthod Craniofac Res，2015，18（3）：125-133.

12. 沈琳慧 . 上颌稳定解剖结构的 CBCT 体素重叠研究 . 北京：北京大学口腔医学院，2019.

13. GUI CHEN，MONA AL AWADI，DAVID WILLIAM CHAMBERS，et al. The three-dimensional stable mandibular landmarks in patients between the ages of 12. 5 and 17. 1 years. BMC Oral Health，2020，20（1）：153.

14. TIAN-MIN XU，YAN LIU，MIN-ZHI YANG，et al. Comparison of extraction versus nonextraction orthodontic treatment outcomes for borderline Chinese patients. Am J Orthod Dentofacial Orthop，2006，129（5）：672-627.

认识矫正器及矫治技术

　　最粗略的矫正器分类是固定矫正器和活动矫正器，固定矫正器是目前最成熟、对牙位控制能力最强的矫正器，当然也是对正畸医生技术水平要求最高的矫正器；活动矫正器开始只能做简单的牙齿倾斜移动，有时会被用作固定矫正器的辅助装置。近年来，随着无托槽隐形矫正器的出现，借助于计算机辅助设计和辅助制作技术，其移动牙齿的能力较普通活动矫正器有了明显的提高，所以适应证也在逐渐扩大。但无论是哪一种矫正器，它的本质都是正畸医生用来移动牙齿的工具。作为工具，它最基本的属性要求首先是要好用；有了好用的工具后，正畸界才会去追求工具的第二个属性——高效；再进一步才会发展出好看、舒适等其他需求。正畸矫正器的发展基本上遵循了这一工具发展的一般性规律。这一章，我们将从矫正器基本功能的实现、牙齿移动的力学原理及正畸材料力学的特点等出发，介绍矫正器是如何从最初的状态一步步进化到今天的主流矫正器的面貌，并深入剖析矫正器的作用机制，相信这对于年轻正畸医生认识矫正器的本质会有所帮助。

7. 固定矫正器的进化与其力学性能

（1）固定矫正器的进化

现代固定矫正器的起源来自 Angle 医生的方丝弓矫正器，但 Angle 医生并不是突发奇想就发明了影响至今的方丝弓矫正器，而是经历了 20 多年的临床探索才最终创造出了方丝弓的原型。Angle 医生最早于 1907 年发明的固定矫正器叫 E 型弓矫正器，图 18 可见最初的固定矫正器没有托槽，只有磨牙上的带环颊管、主弓丝和一些附件，牙齿的移动主要依靠结扎丝在牙冠上施加了一个单点的牵拉力。由于 Angle 医生主张不拔牙矫治，所以这种矫正器的主要功能是扩弓排齐。不难想象，这种矫正器只能完成简单的牙冠倾斜移动，对牙根没有任何控制能力，力学知识告诉我们当用这种矫正器扩弓排齐时，牙根会向腭侧移动。那怎么解决移动牙根的问题呢？ Angle 医生 4 年后想出了一个新的解决方案，那就是他 1911 年推出的钉管弓矫正器（图 19），这种矫正器依靠焊在主弓丝上的竖钉插入焊在带环上的竖管来施力，将单点式的施力方式改进为能够施加力矩了，因此具备了矫正牙根的能力。但这种矫正器对正畸医生的手工操作能力要求极高，不仅要求每根竖钉的位置没有偏差，而且要求有精准的角度才能同时入管，便利性太差。为了简化操作，Angle 医生于 1916 年又提出了一种新的设计方案，类似于在钉管弓矫正器的管上切割出了一个竖槽，形成了带状弓托槽（图 20），这时主弓丝上不再需要焊接竖钉，弓丝第一次可以很方便地入槽了。这种托槽就是后来 Begg 托槽的前身，但 Begg 托槽本身是不具备控根能力的，需要控根簧、正轴簧等才能实现对牙根位置的矫正。Angle 医生显然对此仍不满意，于是他继续专研，终于在 1928 年，发明了方丝弓托槽（图 21），这种托槽与方丝结合时可以提供三维方向的矫治力，总算实现了 Angle 医生希望能三维控制牙齿位置的心愿，因此被 Angle 医生称为"最新最好的矫正器"。至此，矫正器终于具备了它作为工具的第一属性需求——好用了。

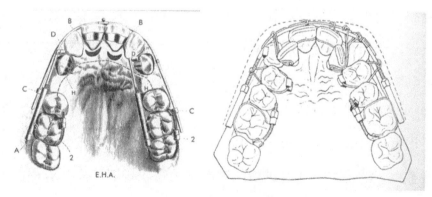

图 18　E 型弓矫正器

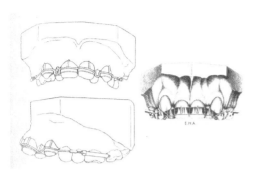
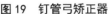
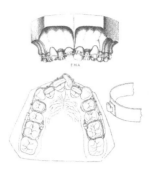

图 19　钉管弓矫正器　　　　　图 20　带状弓矫正器

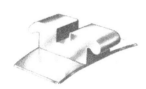
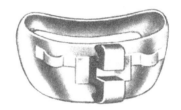

图 21　方丝弓矫正器

　　有了好用的工具，正畸界开始探索矫正技术，其中影响至今的有两大经典矫治技术：第一个是 Tweed 方丝弓技术，第二个是 Begg 细丝弓技术。Tweed 和 Begg 都是 Angle 医生的学生，但却发展出了两种不同的矫治理念。Tweed 坚持 Angle 的整体移动矫治理念，但提倡拔牙矫治，因此建立了一套在方丝上借助于头帽整体后移前牙关闭拔牙间隙的矫治技术；而 Begg 医生另辟蹊径，用带状弓托槽创立了一套先倾斜移动牙冠，再倾斜移动牙根，从而最终实现牙齿整体移动目标的圆丝矫治技术。从上文可以看出，无论你采取方丝弓矫治体系，还是 Begg 矫治体系，都应该能够把牙齿移动到相同的位置，差别只是具体实现的过程不同。那么，到底哪种技术的效率更高呢？这是早年正畸医生非常喜欢争论的一个话题，任何一个技术类的门派都倾向于夸大自己的技术优势，而贬低对方的弱势。使用 Begg 技术的医生会夸耀 Begg 技术第一期解除拥挤和打开咬合很快，而使用方丝弓技术的医生则会自豪方丝弓对牙齿三维位置的控制能力更强，所以大家显然没有在比同一件事。如果想比同一件事，如总疗程，又会存在样本不同，治疗标准不同的问题，总之是谁也说服不了谁。但直丝弓的鼻祖 Andrews 医生非常巧妙地利用一张倾斜移动和整体移动的图说服了美国正畸医生，整体移动的效率更高，所以 Begg 技术虽然后来由美国的 Kesling 医生改进为 Tip-Edge 后，在美国的实施现状也是非常小众。那 Andrews 是如何证明整体移动的效率是更高的呢？要理解这件事，就得首先掌握力与牙齿移动的基本知识。

（2）牙齿移动的力学原理

在错𬌗畸形的矫治中，"力"常常被比喻为正畸医生的"药"，足见它在正畸治疗中的重要性了。虽然力是如何介导了牙周组织中的成骨破骨细胞活动从而导致牙齿移动有很多不同的学说，正畸界也一直在研究力传导的机制以改变正畸治疗的面貌，但目前尚未见替代力来移动牙齿的正畸技术，所以正畸医生目前尚没有什么新"药",所有矫正器的设计都还是离不开如何用"力"。

在口腔正畸学里用到的力学概念其实都很简单,只有少数几个力学概念是正畸学专有的,因此,我就围绕着这少数的几个专有概念给大家介绍正畸生物力学。

① 阻力中心

阻力中心是指维持一颗牙齿处于平衡状态时,牙齿所受到的合力的中心,是牙齿处于静止状态时的一个平衡点,当外力作用于这一点上时,牙齿仅产生沿作用力方向的平行移动而不发生旋转。牙齿阻力中心的位置受牙根长度、形态、牙槽骨高度的影响而不同,一般认为单根牙的阻力中心在牙槽骨高度正常的情况下,应该位于根长约 1/3 近根颈部的牙根长轴上(图 22),而多根牙的阻力中心位于根分叉下方约 1 mm 处。这个概念对于分析正畸力作用下的牙齿移动方式极其重要。

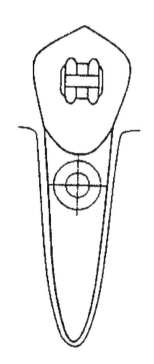

图 22　单根牙的阻力中心

A. 拉尖牙的力学分析

这里说的尖牙也可以泛指任何一颗需要被拉的牙齿,只是尖牙在拔牙矫治中通常都需要后移以解除前牙拥挤或前突,所以更具代表性。尖牙根比较长，所以一般都会用最粗壮的第一磨牙作为支抗去拉。如图 23 所示，当尖牙受到向远中方向的拉力后，由于作用力并没有通过尖牙根方的阻力中心，所以尖牙会受到一个后倾力矩，力矩的大小等于牵引力乘以托槽中心到阻力中心的力臂长度，这时尖牙会怎么动就取决于尖牙托槽的设计了。

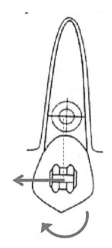

图 23　拉尖牙时的力矩

● Begg 类托槽的倾斜移动

Begg 类托槽由于与弓丝的接触关系为单点接触式（图 24），因此托槽上不会主动产生抵抗尖牙后倾的力矩，所以尖牙会向远中倾斜，这里要特别注意的是，尖牙在旋转力矩的作用下并不只有牙冠会向远中倾斜，其牙根会同时向近中倾斜，这种移动的旋转中心位于尖牙阻力中心与根尖之间，这就是最简单的牙齿倾斜移动类型。

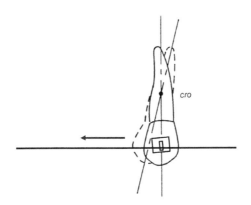

图 24　Begg 托槽允许尖牙倾斜移动

● 直丝弓类托槽的整体移动

在上面拉尖牙的例子中，如果把 Begg 托槽换为直丝弓托槽，直丝弓的尖牙托槽预成了 8° 的近中倾斜角，会对尖牙产生一个根尖向远中、牙冠向近中的旋转力矩，当这个力矩的大小正好等于拉尖牙时尖牙上受到的后倾力矩的大小时，尖牙就会产生整体移动（图 25）；如果尖牙托槽上预置了更大的角度，如 11°，则可能让尖牙根尖向远中移动的量大于牙冠向远中移动的量，这种类型的牙齿移动就叫作控根移动；如果尖牙托槽上预置的前倾角比较小，如 4°，那托槽上产生的抵抗尖牙后倾的力矩就比较小，不足以让尖牙根尖在牙冠向远中移动时也同时向远中移动，却可能防止根尖向近中移动，这种牙齿移动的类型就叫作控制的倾斜移动。

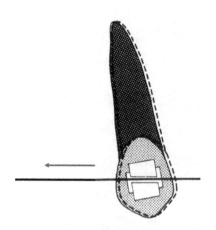

图25 直丝弓托槽预置了一个前倾角，所以拉尖牙时可以产生整体移动；当前倾角很大时也可以产生控根移动，即根尖向远中的移动量大于牙冠；而前倾角很小时则可以产生控制的倾斜移动，即根尖基本不动，仅牙冠远中移动

好了，有了以上这些力与牙齿移动的基本知识，就不难理解 Andrews 是如何说明整体移动比倾斜移动高效的理由了。如图26 所示，假设图 26A 代表的是尖牙整体移动时牙根穿过的牙槽骨面积；图 26B 代表的是尖牙要通过两个倾斜移动到达相同的目的地，先看第一个倾斜移动，牙冠先倾斜到目标位置（如图 26B 中的 a 所示），按照上面介绍的简单倾斜移动的牙齿移动方式，此时根尖会向相反方向即近中向移动。第二个倾斜移动是将牙根移动到目标位置（如图 26B 中的 b 所示），注意此时根尖先要回到它的初始位置再进一步向远中才能到达目标位置。当冠根经过两次倾斜移动最终都到达与图 26A 中所示的整体移动相同的目标位置时，倾斜移动牙根穿过牙槽骨的面积相当于图 26C 中的 a

所显示的面积，它的大小相当于图 26A 中整体移动的面积加上根尖往返两次，如图 26C 中 b 的两个小三角形的面积之和。不难看出，倾斜移动牙根穿过牙槽骨的面积或体积要大于整体移动（图26D）。这就是为什么 Andrews 反对倾斜移动的原因，他的 12 副托槽的设计主要就是根据牙齿移动的距离长短来设计抗倾斜和抗扭转的角度排列组合出来的。

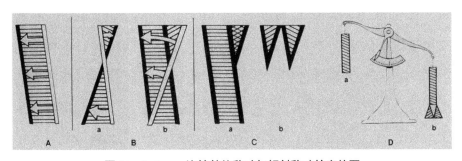

图 26　Andrews 比较整体移动与倾斜移动效率的图

　　既然如此，正畸医生为什么会觉得倾斜移动效率更高呢？例如，大家都公认 Begg 技术第一期牙齿移动很快，原因就在于倾斜移动是最容易实现的简单的牙冠移动，并不要求向整体移动那样带着牙根一起走，根尖甚至是顺势向相反方向移动，但医生和患者都只能看见牙冠移动而看不见根尖的反向移动，等到我们开始控根移动时，前期节省下来的时间还是要弥补回去的。那么按照这个分析，倾斜移动是不是就不如整体移动高效了呢？那也不一定，关键在于你要矫治的对象究竟需要什么类型的牙齿移动。例如，你要矫治的牙齿只需要第一个倾斜移动而不需要后面的控根移动，如成人骨性前牙反𬌗的非手术正畸，只能让下切牙舌倾，上切牙唇倾来解除反𬌗，这个时候我们并不需要第三期的控根移动，在这种情况下牙冠倾斜移动当然就会比带着牙根一起走的整体移动高效。所以这两种牙齿移动方式其实并没有绝对的好或绝对的不好之分，关键看你要治疗的错𬌗需要什么样的牙齿移动类型。

在机械论认知模型的影响下，正畸医生会在选择整体移动或倾斜移动的矫正器上站边，不是坚决支持整体移动矫正器就是坚决支持倾斜移动矫正器；但当我们把矫治对象——不同特征的错𬌗畸形也纳入正畸治疗体系中去分析时，就会发现这两者并不是高下立判的关系。所以与其去争辩整体移动和倾斜移动谁更好，不如去判别你要矫正的牙齿到底需要整体移动还是倾斜移动，而你手中的工具（矫正器）是否能方便地提供你所需要的移动方式。可见，理解矫正器的力学原理非常重要，矫正器可以变，但任何矫正器和技术都是依靠力和力矩来移动牙齿，你真正需要掌握的其实是认识清楚你手中的工具能否方便有效地对牙齿施加正确的力和力矩，能否在你需要整体移动时提供整体移动、需要倾斜移动时提供倾斜移动，这两种移动方式能否在你的矫正器上随时切换。如果能把牙齿自身移动规律考虑到矫正器设计中，那是更高一个层次的设计，即从三维矫正器发展到四维矫正器，关于这个问题，我会在后文中进一步介绍。

B. 分差力

无论前牙用的是 Begg 类托槽还是方丝弓类托槽，磨牙通常都是支抗牙。磨牙的阻力中心在根分叉下方约 1 mm 处，所以牙冠上的牵引力也不通过阻力中心，于是也会在磨牙上产生一个让磨牙前倾的力矩。为了防止磨牙前倾，无论是 Begg 技术还是方丝弓技术都会在磨牙近中加一个后倾曲，当这个后倾曲足够大时，磨牙只能发生整体移动，而不能简单倾斜，整体移动的阻力显然比倾斜移动大得多，所以 Begg 类矫正器的支抗其实是在用磨牙的整体移动来对抗前牙的倾斜移动。倾斜移动需要的力比较轻，所以 Begg 技术告诉我们：当牵引力比较小时，前牙向后移动，后牙不会向前移动；而牵引力大时，前牙不动，后牙向前移动；这个现象的名字叫分差力原理。如果我们今天用力学的角度重新审视 Begg 技术使用这个原理的具体实施方法就会发现，Begg 技术在前期用轻力内收前牙的原理实际上就是用磨牙的整体移动对抗前牙的倾斜移动；而前牙到位以后如果需要拉后牙向前，必须在尖牙上加一个制动闸，后者实际上是给了尖牙一个很大的冠向近中根向远中的力矩，所以其本质是在用尖牙的控根移动对抗磨牙的整体移动。从前文介绍的牙齿移动类型，我们知道这 3 种移动的难度是不一样的，它们的难度顺序是：控根移动＞整体移动＞倾斜移动。

② 分差力矩

在上面的正畸力学分析中，我们假设尖牙或磨牙是直立于矫正弓丝上的，但在临床实际情况中，错𬌗的牙齿并不是直立于矫正弓丝上的，而是邻近的前后牙与弓丝都会有一个角度，当这两个角度不一样时，两颗牙上的力矩就不同，这个现象就叫作分差力矩。从这个描述可以看出，其实直丝弓矫正器上的分差力矩才是我们天天需要面对的普遍现象，遗憾的是，大多数正畸教科书上都没有告诉正畸医生在分差力矩的影响下，牙齿会怎么动。这倒不是说正畸界没有人研究过这件事，而是没有人教会大家怎么用这个概念，或者说研究结果没有被转化为临床应用。早在1974 年，Burstone 教授就发表过一篇研究一根直丝进入两颗邻牙后会产生多少种分差力矩情况的论文。通过实测两颗邻牙上的力和力矩值，Burstone 发现一共可以分为 6 种情况（表 2）或 6 种力系统的分类。

● 第Ⅰ类：两邻牙同向同角

表中的两颗邻牙如果放在左下象限，那么近中的 A 牙我们可以想象为左下尖牙，而远中的 B 牙可以想象为支抗磨牙。当尖牙和磨牙同向近中倾斜并且角度相同时，按照 Burstone 实验设定的两牙间距 7 mm 条件下，测量出的力系统是两颗牙同时受到顺时针旋转力矩，力矩值都是 1860 gmm，尖牙受到 531.4 g 压低力，磨牙受到 531.4 g 伸长力，这两个力大小相等、方向相

表2　Burstone 直丝弓入槽时两邻牙间力系统分类

分类	Ⅰ	Ⅱ	Ⅲ	Ⅳ	Ⅴ	Ⅵ
$\dfrac{\theta_A}{\theta_B}$	1.0	0.5	0	-0.5	-0.75	-1.0
左下象限						
牙齿受力系统						
$\dfrac{M_A}{M_B}$	1.0	0.8	0.5	0	-0.4	-1.0

注：表中 θA 指左侧牙齿托槽槽沟与直丝的夹角，θB 指右侧托槽槽沟与直丝的夹角。在6种情况中，假设 θB 不变；MA 和 MB 分别指左侧牙齿所受到的力矩和右侧托槽所受到的力矩；为了赋予 A 牙和 B 牙具体的意义，我们假设这两颗牙都在左下象限，并把位于近中的 A 牙假想为尖牙，而远中的 B 牙假想为磨牙。

反，并且产生的力偶矩正好等于尖牙和磨牙上的力矩之和且方向相反，系统达到静力平衡状态。

● 第Ⅱ类：单颗牙同向半角

如果近中的尖牙前倾角减小到远中磨牙角度的一半，磨牙由于角度没变，力矩仍然是 1860 gmm，但尖牙上的力矩减小到 1488 gmm，方向没变，但大小只有磨牙力矩的 80%；此时尖牙上的压低力和磨牙上的伸长力相应减小到 477.4 g，系统达到静力平衡状态。

● 第Ⅲ类：单颗牙直立

如果近中的尖牙进一步直立到槽沟与弓丝夹角为 0°，磨牙上的力矩仍然是 1860 gmm，但尖牙上的力矩减小到 930 gmm，方向没变，但大小只有磨牙上的 50%；此时尖牙上的压低力和磨牙上的伸长力相应减小到 398 g，系统达到静力平衡状态。

● 第Ⅳ类：单颗牙异向半角

尖牙转向后倾至磨牙前倾角度的一半，磨牙上的力矩仍然是 1860 gmm，但尖牙上的力矩减小到 0；此时尖牙上的压低力和磨牙上的伸长力相应减小到 265.7 g，系统达到静力平衡状态。

● 第Ⅴ类：单颗牙异向 3/4 角

尖牙进一步后倾至磨牙前倾角的 3/4 大小，磨牙上的力矩仍然是 1860 gmm，但尖牙上的力矩减小到 −740 gmm，也就是变成了相反的方向，大小只有磨牙上力矩的 40%；此时尖牙上的压低力和磨牙上的伸长力相应减小到 160 g，系统达到静力平衡状态。

● 第Ⅵ类：两邻牙异向同角

尖牙进一步后倾至与磨牙的前倾角大小相等，此时尖牙上的力矩与磨牙上的力矩相等，都是 1860 gmm，但方向相反，系统达到静力平衡状态。

从上面的 6 个分类可以看出，两邻牙中弓丝与槽沟夹角最大的那颗牙（B 牙）上的力矩是不变的，它不仅决定了系统力矩的方向，而且决定了这两颗牙上的垂直向平衡力的大小，因此我们称之为主导力矩；而另外一颗牙（A 牙）上的力矩大小和方向会随着弓丝与槽沟夹角的变化而不断改变，也可以称之为从属力矩牙；但这两者的地位也可以反转，前提是 A 牙上的弓丝与槽沟夹角大于 B 牙。

有了上面的知识，我们就可以分析直丝弓上的力系统了。我们知道直丝弓矫正器上磨牙颊管设计的是 0° 角，而前方的错𬌗牙弓丝与槽沟的夹角一定大于 0°，否则就不是错位牙了。如果一根直丝入槽，主导力矩会在错𬌗牙上，而不是磨牙上，而主导力矩决定了系统净力矩的方向和前后牙上产生的垂直向平衡力的大小。另外，当支抗磨牙变成了从属力矩牙后，它既可以受到后倾力矩，也可以受到前倾力矩，或者 0 力矩。但对于拔除双尖牙矫治的病例，我们只希望磨牙上受到的是后倾力矩，才有助于支抗磨牙的稳定性，前倾力矩意味着支抗丢失，0 力矩意味着无支抗保护。所以在常规直丝弓治疗的步骤中，当正畸医生将第一根镍钛圆丝扎入托槽后，我们已经将正畸力系统的主导权交给了错位最严重的牙齿（牙齿与弓丝夹角最大的那颗牙齿决定了系统力矩的方向和平衡力的大小），而置支抗磨牙的稳定性于不确定状态。这一点对于上磨牙支抗的威胁更加明显，因为当牙弓存在明显 Spee 氏曲度时，下磨牙即使是 0° 颊管，前方弓丝入槽也会因为前后牙的垂直向位差而给下磨牙一个后倾力矩；但上牙列前后牙垂直向位差对磨牙产生的力矩方向正好相反，它会使上磨牙在一根直丝进入前牙托槽后产生前倾力矩而丢失支抗（图 27）。这也可以从一个侧面解释为什么直丝弓问世后，正畸医生很快就发现直丝弓矫正器的支抗控制能力不如方丝弓矫正器。从这个角度说，生理性支抗控制系统中的 XBT 颊管克服了直丝弓因为追求不弯弓丝的便利性而丧失掉了的正畸医生对矫治力系统的主导权。

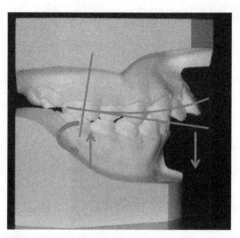

图 27　上颌插入 0°颊管的直丝弓纳入上前牙托槽时，上前牙受到伸长力，上磨牙受到压低力，同时给上磨牙一个前倾力矩，导致上后牙前倾

（3）矫正材料

① 弹性材料的力学性能

矫正器依靠弓丝、弹簧、牵引圈、高分子塑胶牙套等具有弹性的材料来产生矫治力，因此，了解弹性材料的特点有助于临床上正确选择合适的材料。弹性弓丝的特点通常用负荷－形变曲线或应力－应变曲线（图 28）来描述，弓丝在拉伸、弯曲、扭转情况下，均可呈现如图 28 所示的负荷－形变曲线，只是在这3 种情况下，负荷与形变的大小和单位各不相同。曲线的直线部分表示弓丝的变形处于其弹性限度之内，负荷与形变成正比，

曲线部分表示弓丝的变形超出了弹性范围，弓丝发生了塑性变形。如果将负荷除以弓丝的横截面积，变形以单位变形来表示，则可转化为应力－应变曲线。负荷－形变曲线或应力－应变曲线可以反映弓丝的如下性能：

● 弹性模量：应力与应变之比。弹性模量是材料的内部特性，能反映材料的刚度。

● 刚度：负荷与形变之比，反映弓丝对抗形变的能力。刚度不仅与材料的内部特性有关，而且与材料的外部形状，如弓丝的粗细、长短等有关。因此，临床上可以通过选择不同粗细的弓丝、增加弓丝的总长度等措施来降低弓丝的负荷－形变率，以提供柔和而持续的矫治力。负荷－形变曲线越陡的弓丝，刚度越大。一般来说，刚度小的弓丝可提供力量柔和而稳定的作用力，但不利于支抗牙的稳定。正畸临床上，不锈钢丝的刚度明显大于镍钛类弓丝，其优点是能够抵抗口内或口外牵引对弓丝的变形力，有利于保持牙弓的稳定性。缺点是移动牙齿时，力值变化幅度较大，所以需要经常加力或更换弓丝。

● 弹性限度：弓丝从弹性范围到塑性变形的转折点。弹性限度反映了弓丝能够发生弹性变形的最大范围，弓丝的弹性范围越大，它对牙齿移动的有效作用时间就越长。而弓丝在超出其弹性限度后能够发生塑性变形又是正畸弓丝能够弯制成各种矫正曲的必要条件。

● 最大张力强度：在曲线的最高点，是材料能够接受的最大应力，当作用力使材料的变形超出了其最大张力强度还进一步加力时，就会达到材料的破坏点，出现弓丝的折断。

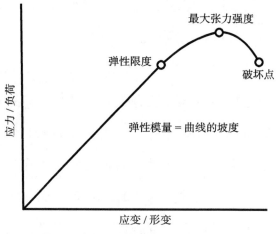

图28　应力－应变曲线或负荷－形变曲线

② 不同矫正弓丝的力学特点

矫正弓丝的商品名虽然不少，但临床上最常用的只有镍钛丝和不锈钢丝，正畸医生必须了解它们的基本力学性能，才能做出正确的选择。下面我就简单介绍一下这两种弓丝及它们的特殊类型。

● 不锈钢丝：最常用的矫正弓丝，刚度大，优点是有利于保持牙弓的稳定性；缺点是移动牙齿时力值变化的幅度大，需经常更换弓丝。不锈钢丝的可成形性好，可以弯制各种矫正曲，而且可焊接，摩擦力小。

● 澳丝：是一种高张力的不锈钢丝，屈服点高，应力衰减几乎为零；刚度大，不会轻易变形；弹性恢复能大，力值持续而稳定；但缺点是脆，易折断。澳丝主要用于 Begg 技术，直丝弓技术中偶尔也会用它来打开咬合。

● 镍钛丝：继不锈钢丝之后使用得最多的矫正弓丝。镍钛丝的商品名很多，如 Nitionol、Sentional、Titanal、中国 NiTi 等，但从物理结构上可以分为奥氏体镍钛丝和马氏体镍钛丝，其中奥氏体镍钛丝能够提供更加持续而稳定的矫治力。与不锈钢丝相比，镍钛丝的刚度小，弹性范围大，所以力值柔和而稳定；可成形性差，不宜弯制矫正曲；摩擦力大于不锈钢丝，不利于牙齿滑动。

● TMA 丝：是一种 β 钛丝，其弹性模量介于不锈钢丝和镍钛丝之间，弹性范围大；可成形性好，可以像不锈钢丝那样弯制；但它的摩擦力与上述弓丝相比是最大的，所以临床应用并不广泛。

从上面这些弓丝的力学性能，我们就可以看出，镍钛丝更加适用于早期排齐牙齿阶段的治疗，因为它能提供持续轻力，患者会比较舒适，而且不需要经常复诊加力，所以有些矫治器声称可以"3 个月复诊"，其实就是借用了镍钛丝的这个特点，而不是托槽的特点。但有利于前牙移动的特点也同样有利于后牙移动，可是对于支抗磨牙来说，正畸医生并不希望它在早期发生前倾移动。在机械性正畸认知模型中，正畸医生会认为牙齿不受到矫治力不会动，所以只关注前牙的移动；但在四维正畸学的理论中，磨牙即使没有受到任何矫治力也会随着下颌骨的生长、拔牙后的漂移等而逐渐前倾，此时如果用细镍钛丝对支抗磨牙没有任何控制能力，甚至相反会由于图 27 那样的效应而加速上磨牙前倾，这也是在生理性支抗控制系统里我们增加了 −25° 磨牙后倾管的原因。不锈钢丝虽然在排齐牙齿阶段的表现不如镍钛丝，但它有利于支抗磨牙的稳定性，所以在关闭间隙阶段一般都会使用不锈钢丝；而且不锈钢丝的可成形性好，可以在后期通过 3 个序列方向的弓丝弯制对牙位进行精细调整。可见在矫治的不同阶段要选用不同力学性能的弓丝才能发挥它们各自不同的优势，达到事半功倍的矫治效果。

8. 主流固定矫正器的特点

如果把方丝弓矫正器和 Begg 矫正器看作两大经典固定矫正器，现代的各种固定矫正器则是对这两类矫正器机械力学性能或使用便利性的不断改进，而各种矫正技术则是正畸专家对使用具体矫正器方法的临床经验总结。看清矫正器和矫治技术的本质有助于我们破除专业迷信，将口腔正畸学的发展从依赖临床直视下获得经验的传统方法向建立科学的诊疗体系推进。我将在这一节介绍一下目前主流固定矫正器的优缺点。

（1）直丝弓矫正器的里程碑意义

方丝弓托槽的出现为正畸医生提供可以三维控制牙位的工具，但方丝弓的槽沟都是零角度设计，意味着牙齿的目标角度都要依靠正畸医生在方丝上弯制各种角度来实现，可见对正畸医生手工操作能力的要求是很高的，正畸医生也大都以心灵手巧为自豪，动手能力至今仍然是很多院校招收正畸研究生的必考项目。然而正畸医生毕竟是非常聪明的群体，当这个专业的发展对目标牙位的要求越来越高以后，在方丝上弯制各种曲的复杂程度也越来越高，而 20 世纪早已进入工业化大生产时代，正畸医生自然会从各行各业的发展中领悟出应该可以借助于工业化制造简化医生手工操作的道理。于是，正畸医生开始尝试设计带有角度的托槽，而其中设计最合理、影响最广泛的无疑是 Andrews 的直丝弓矫正器，因为它比其他预置托槽矫正器多了一个理论基础——最佳自然拾六标准。Andrews 发现，如果要在方丝弓托槽上把牙列排齐到六标准的要求，正畸医生需要用方丝在第一序列、第二序列及第三序列方向上弯制至少 76 个的弯曲。如何才能简化正畸医生的手工操作呢？我们看看 Andrews 的解题思路，它有助于正畸医生理解现代直丝弓矫治技术。

① 建立一套牙齿排列的正常值

既然要把每颗牙的角度预置在托槽上，自然就需要先知道每颗牙应该是什么角度，最容易想到的自然就是从正常𬌗中去获取这个数据。于是，Andrews 收集了 120 例排列及咬合得非常好的自然牙列模型作为研究样本，并用手工测量的方法，测量了每颗牙三维方向的位置及角度信息，总结出了最佳自然𬌗六标准，并以每颗牙三维位置和方向的数据为基础设计出了他的第一套经典直丝弓托槽。全世界正畸医生都熟知最佳自然𬌗六标准，但如果你不了解这些角度是相对于什么参照平面测量出来的，就不能算是真正理解了直丝弓的设计。

● 牙齿轴倾度的测量

Andrews 用一块塑料平板放在牙弓𬌗面代表𬌗平面，塑料板在尖牙部位露空，以便平板仅接触切牙和磨牙，考虑到 Spee 曲度的存在，我们可以推断上颌能接触到平板的应该是第一磨牙近中颊尖，而下颌能接触到平板的应该是第二磨牙远中颊尖。然后用一个量角器测量每颗牙临床冠面轴（牙冠唇颊侧表面的中轴）与塑料平板垂线的夹角，Andrews 称之为冠角。

● 牙齿唇颊舌向倾斜度的测量

参照平面仍然是上面描述的塑料平板代表的上下颌𬌗平面，用与临床冠面轴平行且与临床冠面轴中点相切的直线与𬌗平面垂线的夹角代表牙冠唇颊舌向的倾斜度，Andrews 称之为冠倾度。

● 牙冠表面𬌗龈向弧度的测量

为了让托槽底板能够与牙冠表面的𬌗龈向弧度一致，Andrews

用了带有各种直径圆的模板来匹配每颗牙殆龈向的弧度。

● 牙齿表面近远中向弧度的测量

为了让托槽底板能够与牙冠表面的近远中向弧度一致，Andrews 将石膏模型从临床冠面轴水平磨除冠方部分，在牙弓上形成 Andrews 平面，在 Andrews 平面上测量每颗牙近远中向的弧度。

● 牙冠在第一序列方向上的突度测量

为了消除第一序列弯曲，Andrews 在上面提到的 Andrews 平面上画出每颗牙邻面接触点连线构成的弓形线，测量出每颗牙临床冠面轴点到邻面接触点连线的距离，磨牙处测量了两个颊尖到邻接点连线的距离，发现上第一磨牙在近中颊尖处的厚度大于远中颊尖。这些测量结果被用于直丝弓托槽底板厚度的设计。

②改进托槽设计，让它能反映正常值

直丝弓矫正器的推出是一项创新性的工作，Andrews 因此申请了保护直丝弓矫正器的专利，按照该专利的规定，其他公司生产的托槽不能具备直丝弓托槽 8 项基本特征中的任意 4 项特征，也就是说超过 4 项即为侵权，那直丝弓托槽具备哪 8 项基本特征呢？

● 特征一：托槽槽沟、托槽干的正中横断平面与牙冠的正中横断平面一致（图 29）。

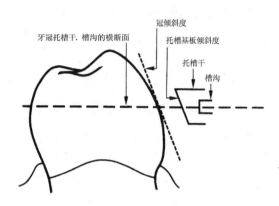

图 29 直丝弓托槽的特征一，引自 Andrews 原著

● 特征二：托槽底板的倾斜度必须与牙冠面轴点的纵向切线倾斜度一致（图 29）。

● 特征三：托槽底板在殆龈向的曲度必须与牙冠唇颊面的曲度一致（图 30）。

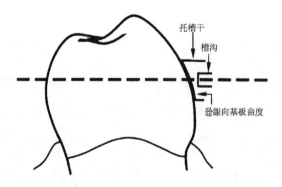

图 30 直丝弓托槽的特征三，引自 Andrews 原著

● 特征四：托槽槽沟、托槽干的正中矢状面与牙冠的正中矢状面一致（图 31）。

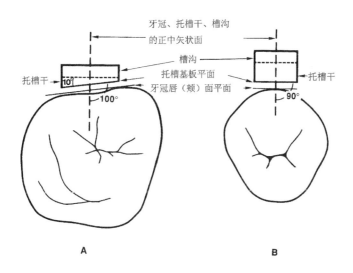

图31 直丝弓托槽的特征四，引自 Andrews 原著

● 特征五：殆向观托槽基板平面与牙冠唇颊面必须一致，亦
即垂直于牙冠的正中矢状面（图31B），只有上磨牙例外，
该角度为100° （图31A）。

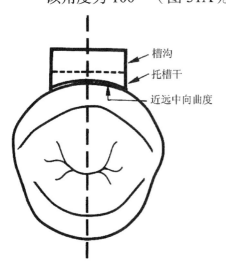

● 特征六：托槽基板
的近远中向曲度与
牙冠唇（颊）面的
近远中向曲度必须一致
（图32）。

图32 直丝弓托槽的特征六，引自
Andrews 原著

● 特征七：无论是长方形设计（图33A）还是平行四边形设计（图33B），托槽的正中矢状面或近远中向边缘要与临床冠面轴一致。

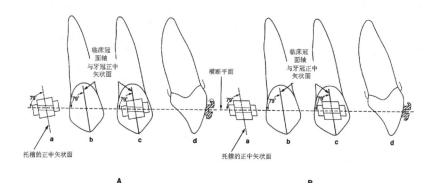

图33 直丝弓托槽的特征七，引自 Andrews 原著

● 特征八：同一个牙弓内，所有托槽槽沟点与邻间隙点连线的距离相等（图34）。

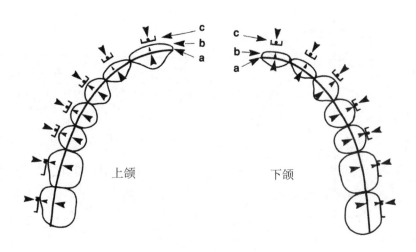

图34 直丝弓托槽的特征八，引自 Andrews 原著

从上面这些特征，我们可以看到 Andrews 已经将"能够"实现对牙位进行三维控制的方丝弓托槽改造成了"便于"实现牙位三维控制的更好的工具。从方丝弓的个体化弓丝弯制到直丝弓的预成托槽角度，正畸固定矫正器无疑实现了一次硬件的升级。为了让直丝弓矫正器能够抵御预置托槽角度忽略了个体化正畸的批评，Andrews 医生没有停步于基于六标准测量数据的经典直丝弓托槽，而是针对需要整体移动的牙齿，增加了"抗近远中倾斜""抗旋转"及上颌磨牙上的"抗颊舌向倾斜"3 个特征，以实现他所追求的整体移动效率。

- 特征九：抗近远中倾斜指在槽沟中增加第二序列的角度，以对抗牙齿近、远中向移动时的倾斜趋势，并使之过矫正。

- 特征十：抗旋转指在槽沟中增加第一序列的角度，以对抗牙齿在近远中向移动时的旋转趋势，并使之过矫正。

- 特征十一：抗颊舌向倾斜指上磨牙槽沟中增加的第三序列的角度，以对抗磨牙近中移动时的冠颊向倾斜，并使之过矫正。

Andrews 在每个牙位的托槽上都设计了不同度数的抗近远中倾斜角、抗旋转角及抗颊舌向转矩角，即一个牙位可以选择不同度数的托槽，选择的依据是如果该牙移动的量越大则所需的抗近远中倾斜角、抗旋转角及抗颊舌向转矩角就越大。因此，每一名患者的托槽都不一样，各种度数的托槽可以排列组合出 12 套直丝弓矫正器，以应对不同的错𬌗畸形矫治的需要。Andrews 的理想是只要根据错𬌗畸形的矫治需要设计好每个牙位所需的托槽，给患者戴上矫正器后，正畸医生定期换换弓丝和皮圈，牙齿就会向执行计算机程序一样移动到目标位置，所以 Andrews 将他发明的这 12 套直丝弓托槽叫全程序化直丝弓矫正器，与今天隐形矫正器的想法有相似之处，即相信人体也与机械装置一样，只要了解了背后运行的机械原理，就能精准把控。但 Andrews 的理想并未能实现，事实上 Andrews 的全程序化直丝弓矫正器并未获得广泛推广。

③ 直丝弓设计的高明之处

Andrews 显然不是第一个提出可以在托槽背板上做出弧度，或者在槽沟上做出 3 个序列角度的正畸医生，在 Andrews 原著中，他把具有这些形态和角度的托槽叫作部分程序化托槽，也就是说在 Andrews 提出直丝弓托槽设计之前，已经有了预置角度托槽的设计思想，那为什么是 Andrews 获得了直丝弓的专利，成为了直丝弓的发明人呢？我理解这与最佳自然𬌗六标准有着密不可分的关系。Andrews 测量最佳自然𬌗六标准的目的性应该是非常明确的，从上面介绍的测量方法就可以看出他测量的目的就是为了在临床冠中心点用一根直丝就能把所有牙齿都排齐到正常𬌗的位置和角度，也就是说他想用 Andrews 平面作为统一的参照把牙齿排齐在一根弓丝上。如果没有这个统一的参照，即使你在槽沟中预成了 3 个序列的角度，这些角度的设计有可能会互相影响，即一个序列的角度设计有可能会影响邻牙另一个序列方向的排齐。如早期就有 3 个序列角度都设计在槽沟里的托槽，虽然对于一颗牙来说，这种设计几乎没有任何错误，但 Andrews 发现，如果这些角度不是相对于统一的 Andrews 平面的，第三序列角度的不同会影响第二序列方向上牙齿的排齐（图 35A、图 35B）。

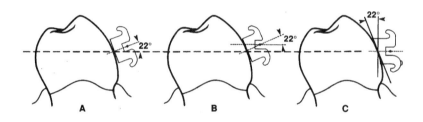

引自 Andrews 原著。

图 35　第三序列角度预成在托槽槽沟中与预成在托槽底板上对第二序列方向排齐的影响

　　为了确保第三序列的角度不影响第二序列牙齿的排齐，Andrews 提出应该把第三序列的角度设计在托槽底板上（图 35C）而不是槽沟里（图 35B），从而确保在一根平直弓丝上，所有牙均能达到最佳自然𬌗六标准的理想排列。所以 Andrews 直丝弓矫正器的高明之处不仅仅是托槽上预成了三维方位信息，而且考虑到整个牙列要能在一根直丝上排齐到六标准的角度要求，即考虑到了每颗牙与整个牙列之间的关系。在正畸界接受了

Andrews 直丝弓托槽设计的合理性之后，正畸医生开始摸索适合这种新工具的矫治方案及技术方法，但显然 Andrews 的全程序化直丝弓解决方案并没有被广泛接受，在全世界获得最广泛推广的反倒是简化后的 Roth 直丝弓矫正器和沿着简化的思路又进行了改良的 MBT 直丝弓矫正器。

④ 直丝弓设计的最大问题

从上文中我们可以看到，Andrews 直丝弓无疑反映了当时正畸界对牙齿排列的最高认知水平，它是唯一基于最佳自然殆正常值测量数据建立起来的矫治体系。然而如果从四维正畸学的角度来看，它存在两个明显的缺陷：

● 丧失了口腔生理解剖基础的参照平面

让我们来分析一下最佳自然殆六标准是如何取得的，Andrews 收集了 120 例排列整齐、咬合关系正常的牙殆模型，意味着牙齿已经离开了口腔，或者说这个石膏模型上的牙列与口腔正常解剖结构之间的关系信息已经彻底丧失了。所以无论你用什么参照平面测量，它都与人体口腔中的生理解剖位置无关。因此，最佳自然殆六标准测量出来的正常值并没有告诉正畸医生应该把牙齿排在人体口腔中的什么位置，只是告诉正畸医生牙齿排齐时，牙与牙之间的三维空间关系是什么。那六标准的测量值是相对于什么参照得出的呢？从上文介绍的具体测量方法，就可以看出它的参照平面应该是由磨牙和切牙构成的解剖殆平面，正畸医生都知道这个殆平面是可以随着正畸治疗而改变的，在直丝弓矫治体系里，它对应的相当于是最后一根平直弓丝决定的那个平面，因为所有牙都在这根直丝上排齐了，意味着每颗牙相对于这根直丝的角度达到了 Andrews 在托槽上预置的方位。但这根丝在口腔中的方位却没有定义，意味着即使每颗牙在这根方丝上排齐到了理想自然殆六标准的要求，它们对于上下颌骨的关系却可能既不符合口腔功能，也不符合口腔健康，更与牙齿的稳定位置没有任何关系。这其实也从一个侧面说明了为什么全世界的正畸医生都在呼吁正畸治疗不应该交给生产隐形矫正器的公司去主导，因为在电脑上牙齿是可以在任何参照平面上排齐的，这一步的确不需要正畸医生，会操作键盘的人大概都可以学会，但只有正畸医生才会去思考到底牙齿应该在哪个基准平面上排齐才符合牙齿与口腔解剖结构之间的生理关系。矫治的目标不对，牙齿排得再齐，对人体口腔而言也可能是错误位置。大家不要误解为我在这里是在反对隐形矫正器，实际上我用隐形矫正器为自己矫正过牙齿，把自己当小白鼠试过 3 种不同的隐形矫正器，它无疑是正畸矫正器大家庭中最漂亮的一个年轻成员，关键是你得先明白牙齿应该排在颌骨的什么位置，而最佳自然殆六标准并没有告诉你这个信息。

● 时间维度信息的缺失

Andrews 收集的 120 例最佳自然殆样本都是成人的牙殆

模型，所以测量出来的每颗牙的角度是牙殆发育结束时的状态，如果牙齿在生长发育的各个阶段角度是稳定的，那参照这个角度设计托槽角度有其合理性，但牙齿在生长发育过程中角度真的是恒定不变的吗？在研究生理性支抗丢失的规律时，我们发现无论是中国的颅面纵向生长发育样本，还是美国的带有金属标记钉的颅面生长发育样本，测量结果都是上磨牙随着下颌骨的生长在不断前倾，提示我们上磨牙的轴倾度在不同年龄会有不同的正常值，而不是只有一个静态的正常值，也就是说最佳自然殆六标准测量出来的只是牙列生长结束后的那个最后状态的正常值。如果把那个时候测出来的磨牙角度 0° 作为正常值，那之前磨牙就是后倾状态，如果在后倾 7° 的上磨牙上粘上 0° 颊管，一根直丝入管，上磨牙将直接受到 7° 的近中倾斜力矩，对于拔除 4 颗双尖牙矫治的病例来说，我们测量的结果是上磨牙牙冠近中移动量明显大于牙根的近中移动量，也就是上磨牙支抗丢失的方式是倾斜移动加上部分整体移动。我们的前瞻性随机临床实验显示，对于戴头帽口外弓支抗的样本，上磨牙平均前倾了 7.2°，如果我们以上磨牙近中颊根的根尖为原点，平均根长为半径，我们可以计算出 7.2° 旋转对磨牙牙冠近中移动量的贡献是 2.47 mm（图 36），直接超过了最大支抗描述的双尖牙拔牙间隙的 1/3 或 1/4 双尖牙拔牙间隙的平均宽度。可见直接把最佳自然殆六标准测量出来的磨牙数据预置在上磨牙颊管中的设计并不适合青少年拔牙病例的矫治。随着我们对错𬌗畸形的认识从静态发展到动态，我们对矫正器预置角度的设计也必须增加时间维度的考量才会更加合理。

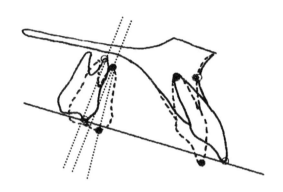

我们可以把磨牙总的移动量移动分解为一个整体移动加一个以根尖为旋转中心的倾斜移动，如果以磨牙平均长度 19.7 mm 作为旋转半径，则 7.2°的旋转将使牙冠的颊尖前移：

19.7×3.14×7.2÷180=2.47（mm）

图 36 前瞻性随机临床实验中上磨牙平均移动量的重叠图

（2）自锁托槽矫正器的利与弊

直丝弓矫正器上因为很少需要再打各种曲，因而促进了滑动法关闭拔牙间隙技术的发展，对应的关闭曲法则使用得越来越少。在主流直丝弓技术中，只有 Roth 直丝弓采用了关闭曲法，而 Andrews 和 MBT 直丝弓均采用滑动法。滑动法最大的优势是操作简单，患者口内的异物感也相对小；最大的劣势是需要克服摩擦力。那如何才能降低摩擦力呢？自锁托槽的出现恰好迎合了这一需求。

自锁顾名思义是不再需要常规的结扎丝或结扎圈，而是托槽上自带了能将弓丝锁在槽沟内的盖板或盖片，按照其盖板是否有弹性，自锁托槽可以分为被动自锁和主动自锁两种设计。被动自锁的盖板因为没有弹性，所以不会对弓丝主动施力；而主动自锁的盖板有弹性，并且将槽沟尺寸设计成了圆丝和方丝两档深度，因此在使用细圆丝时，盖板不会对弓丝主动施压，但使用方丝时，盖板对弓丝产生正压力。从这种设计可以看出，自锁托槽主要是增加了槽沟深度方向与弓丝之间的余隙。弓丝与槽沟之间的余隙越大，弓丝受到的来自结扎的正压力就越小，摩擦力也就越小。因此，自锁托槽的确可以降低弓丝与槽沟之间在第一序列方向的摩擦力。所以自锁托槽很容易被宣传为可以通过降低摩擦力而提高正畸移动牙齿的效率，于是自锁矫正器名声大噪。然而，自锁矫正器真的能提高正畸治疗的效率吗？先让我们从力学角度分析一下自锁托槽降低摩擦力的原理。我们知道摩擦力等于摩擦系数乘以正压力，摩擦系数由材料的表面性能决定，而弓丝第一序列方向上的正压力往往是用于扭正牙齿的矫治力。如果第一序列方法的余隙大，牙齿受到的扭正力就小了，所以牙齿排齐的效率就会降低。于是就可能出现自锁矫正器在早期解除拥挤阶段牙齿移动得比较快，但扭转牙的问题到第三期还解决不了，实际上到第三期使用粗不锈钢丝后，扭转牙的矫正会更加困难。2010 年 AJO-DO 和 *ANGLE ORTHOD* 杂志同时发表的两篇系统综述都不支持自锁矫正器能提高正畸治疗的效率的说法。

　　既然我们了解了自锁托槽的优势是降低了摩擦力，劣势是降低了扭转牙控制能力，我们有没有可能找到一个既能提供扭正力而摩擦又相对低的弓丝－槽沟关系呢？Kusy 教授的研究给了我们一个有益的提示。如图 37 所示，Kusy 教授发现当弓丝与槽沟之间的夹角小于弓丝即将发生弹性变形的临界角时，弓丝与槽沟之间的摩擦力最小，Kusy 教授把这一阶段的摩擦力叫作经典摩擦力；当弓丝与槽沟之间的夹角大于这个临界角时（Kusy 教授称之为约束阻力的关键余隙角），弓丝开始发生弹性变形，此时弓丝与槽沟之间的摩擦力迅速增加，进入约束阻力阶段；如果弓丝与槽沟之间的夹角进一步加大，弓丝则有可能在达到某个角度时发生塑性变形，因而进入滑动阻力最大的刻痕阻力阶段，Kusy 教授将这个临界角称为刻痕阻力的关键余隙角。从这 3 个阶段的滑动阻力大小比较，大家自然会选择经典摩擦力阶段的弓丝和槽沟关系作为高效移动牙齿的条件，但如果我们假设弓丝与槽沟之间的关系是完全平行的，且四壁不碰，此时摩擦力降低为零，但牙齿上也就没有了任何矫正力，自然也就不可能被高效矫治了。可见，摩擦力和矫正力之间其实是一种互相制约的关系，并不是摩擦力越小，牙齿移动的效率就越高，Kusy 教授指出，最高效牙齿移动的弓丝－槽沟关系应该是弓丝与槽沟的夹角约等于约束阻力的关键余隙角。

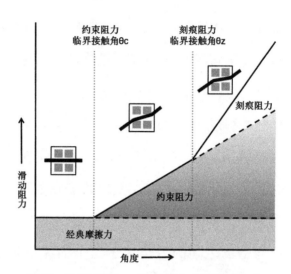

图 37 经典摩擦力、约束阻力和刻痕阻力示意

Kusy 教授的这项研究提示我们，单纯降低摩擦力并不是提高牙齿移动效率的好策略，最好的策略似乎应该是找到更多的满足约束阻力关键余隙角的弓丝－槽沟关系，这意味着托槽的弓丝－槽沟余隙最好是可调的。基于这一思想，我们在生理性支抗控制系统中设计了一种 MLF 多态低摩擦托槽（图 38）。该托槽的基本结构仍然是最基本的双翼托槽，改进之处是将结扎翼下方原先平直的槽沟外壁改成了斜坡，因此结扎丝或结扎圈在斜坡上会自动滑向坡底，于是不同粗细的结扎丝或结扎圈就会形成不同大小的槽沟余隙，理论上如果能制作出各种尺寸的结扎丝或结扎圈，就可以形成各种弓丝与槽沟的余隙角，这样就有可能在一根弓丝上也可以通过选择不同粗细的结扎丝或结扎圈来调节余隙角的大小，增加弓丝－槽沟夹角约等于约束阻力的关键余隙角的

概率，进而提高牙齿移动的效率，克服了自锁托槽上每个牙位第一序列的摩擦力由牙齿的扭转量决定，正畸医生反而没有调控能力的缺陷。

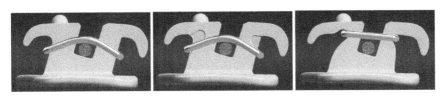

图38　MLF多态低摩擦托槽（彩图见彩插9）

9. 认识美观矫正器

为了知识的完整性，本模块最后一节我们谈谈矫正器大家庭中最漂亮的一族——美观矫正器。美观矫正器可以分为3类，即陶瓷托槽矫正器、舌侧矫正器和无托槽隐形矫正器。

（1）陶瓷托槽矫正器

陶瓷托槽矫正器是最经典、力学性能也最接近金属托槽的美观矫正器，所以它的操作技术与普通金属矫正器相同。陶瓷托槽虽然美观，但力学性能不如不锈钢托槽，使用过程中容易出现崩瓷等现象。另外，陶瓷托槽与不锈钢弓丝之间的摩擦力比较大，因而可以推断其移动牙齿的效率应该不如金属托槽高，所以也有将陶瓷托槽的槽沟设计为金属的陶瓷托槽。为了配合陶瓷的美观效果，矫正弓丝也有表面镀了白色的设计，但白色涂层比较容易脱离，所以美观效果不够理想。

（2）舌侧矫正器

舌侧矫正器顾名思义是粘在牙齿舌侧的，所以隐蔽效果比陶瓷托槽矫正器好，但舌侧矫正器跟唇侧矫正器的差别较大，它的临床操作方法、力学特点也有所不同，所以需要专门学习。舌侧矫正器对正畸医生手工操作能力的要求比唇侧矫正器高，临床操作时间也更长，因而限制了它的推广。近年来随着计算机辅助设计和辅助制作技术的发展，个性化舌侧托槽和预成弓丝在一定程度上降低了医生的操作难度，但高昂的加工费又成为其推广的另一个瓶颈。

（3）无托槽隐形矫正器

这是一种全新的借助于数字化技术发展出来的高分子塑胶材料矫正器，起源于美国硅谷，最初的设想由计算机专业人士提出，在得到正畸专家的协助后，发展迅速。最早参加隐适美矫正器研发的正畸专家是我在旧金山加州大学留学时的正畸科主任Robert Boyd教授，Boyd是正畸－牙周联合培养的双专业研究生背景，所以一直非常关注正畸治疗中的牙周健康问题，在看到隐形牙套的设计后，他认为这是一种对牙周健康更加有利的矫正器，所以成为最早的无托槽隐形矫正器的提倡者。

无托槽隐形矫正器移动牙齿的原理是通过在计算机上把牙齿的移动分解为很多细小的阶段，把每个阶段的牙齿位置通过3D打印制作出阶段模型，根据每个阶段的模型再制作出相应的牙套，这样每个牙套戴 2 周后牙齿位置就会发生轻微的改变，通过逐步更换一系列的牙套，牙齿就可能越排越齐。但塑胶牙套包裹牙齿的固位力不强，因此很难让牙齿完全按照计算机上设计的牙齿移动量完成每一步的治疗，而这种每一步的误差累积后，就可能让后面阶段的牙套不能完全就位，因此早期这种矫正器能治疗的错殆是非常有限的。10 年前，我去凯斯西储大学参加一个三维头影测量专家组会，回程途中顺访了美国太平洋大学，Boyd 教授请来了隐适美公司的首席工程师介绍隐形矫正器的力学，并带我观摩了他指导研究生做隐形矫正器的门诊，我的导师 Baumrind 教授虽然也在帮着 Boyd 教授做隐适美矫正器的临床研究，但他显然保持更加谨慎的态度。为了增强塑胶牙套的固位力，隐适美公司近年来发明了各种形态的附件，相当于在光滑的牙齿表面增加了许多把手，这无疑可以增加力传导的能力，也因此逐渐扩大了隐形矫正器的适应证。但与固定矫正器相比，隐形矫正器牙套与附件的力传导效率仍然不如弓丝与托槽之间的力传导效率高，而且塑料的力学性能也比不上金属弓丝，所以从力的角度分析，固定矫正器仍然占据明显的优势。但对于不拔牙矫治病例，特别是如果可以通过少许推磨牙向后就能解除拥挤的病例而言，隐形矫正器可以在不需要先排齐前牙的情况下直接推磨牙向后，而在固定矫正器通常要等到牙列排齐到不锈钢丝阶段才能施加推力，从这个角度说隐形矫正器也有自己的优势，因此正畸医生可以根据牙齿移动所需要的类型来选择合适的工具。但我认为不应该反过来，因为选择了隐形矫正器，为了规避这种矫正器的弱点，而将应该采取拔除双尖牙矫治的病例转变为通过大量邻面片切或企图通过大量推磨牙向后获取间隙的病例。我尝试过因前突而需要拔除4颗双尖牙，但因为工作性质而希望用隐形矫正器治疗的病例，体会是它对每一步牙齿移动的设计要求其实高于固定矫正器，因为固定矫正器是可以根据治疗进展不断调整力系统的，而隐形矫正器在设计阶段就要考虑到所有的力、力矩与牙齿移动的关系，甚至要预设好过矫正的量，这对于没有经过正畸系统培训的一般口腔医生而言几乎是不可能完成的任务。但这里有一个非常矛盾的情况是，经过正畸专业培训的医生往往不愿意选择隐形矫正器做这样的拔4颗双尖牙的病例，除非是为了治疗中有强烈美观需求，或者是因为出国留学不能按时复诊的患者，再或者是正畸医生为了攻克技术难关；而不会用固定矫正器的非正畸专业医生只能选择隐形矫正器，却不会设计完整的力学方案，只能按照隐形矫正器公司出的在计算机上排齐牙齿的初步方案开始正畸治疗，但后台在计算机上排牙的技师通常也不是正畸医生，简单病例还能应付，碰到连专业正畸医生都觉得困难的病例，就意味着你要用一个力学性能不如固定矫正器的工具，设计一个中间几乎没有多少调节余地的跨越2年左右的力学方案，这个连正畸医生都心虚，所以千万不要以为隐形矫正器把正畸专业的门槛降低了，它只是把治疗简单病例的操作难度降低了，但你至少还要会判断什么样的病例是简单病例。可见，无托槽隐形矫正器在降低了正畸医生手工操作门槛的同时，提高了正畸医生诊断设计的门槛。因此要想获得好的隐形矫治效果，正畸医生必须具备以下基本知识：

- 牙齿应该移动到什么位置才符合功能、美观、稳定、健康的目标。
- 牙齿如果没有外力，它自己的生理性移动方向及方式是什么。
- 牙齿上的力和力矩应该如何搭配才能让牙齿移动到目标位置。
- 你所使用的牙套材料的力传导特点是什么、在各个方向上移动牙齿的效率有多高。

综合上面的 2～4 条，计算需要设计多少过矫正才能最接近第 1 条的目标。

参考文献

1. ANGLE EDWARD HARTLEY. Treatment of malocclusion of the teeth：Angle's system. 7th. Philadelphia：The S. S. White Dental Manufacturing Company, 1907.

2. ANGLE EDWARD HARTLEY. The latest and best in orthodontic mechanism. Dental Cosmos, 1929, 70：260-268.

3. TWEED C H. Clinical Orthodontics. St. Louis：The C. V. Mosby Company, 1966.

4. BEGG P R, KESLING P C. BeggOrthodontie Theory and Technlgne. 3rd ed. PhSadephia：Saunders, 1977.

5. ANDREWS LF. Straight-Wire：The Concept and Appliance. 2nd Edition. San Diego：Wells Co, 1989.

6. C J BURSTONE, H A KOENIG. Force systems from an ideal arch. Am J Orthod, 1974, 65（3）：270-289.

7. ANDREWS LF. The Six Keys to Normal Occlusion. American Journal of Orthodontics, 1972, 62：296-309.

8. 冯婷婷. 上颌第一磨牙生理性移动对正畸治疗及治疗后稳定性的影响. 北京：北京大学口腔医学院，2020.

9. XIAOYUN ZHANG, SHELDON BAUMRIND, GUI CHEN, et al. Longitudinal eruptive and posteruptive tooth movements, studied on oblique and lateral cephalograms with implants. Am J Orthod Dentofacial Orthop, 2018, 153（5）：673-684.

10.R P KUSY, J Q WHITLEY. Friction between different wire-bracket configurations and materials. Semin Orthod, 1997, 3（3）：166-177.

11. R P KUSY. Ongoing innovations in biomechanics and materials for the new

millennium. Angle Orthod，2000，70（5）：366-376.

12. GLENYS A THORSTENSON，ROBERT P KUSY. Effect of archwire size and material on the resistance to sliding of self-ligating brackets with second-order angulation in the dry state. Am J Orthod Dentofacial Orthop，2002，122（3）：295-305.

13. TIAN MIN XU. Physiologic Anchorage Control System. Berlin：Springer Nature，2017：113.

从机械性正畸思维向生理性正畸思维的转变

　　正畸医生从所从事的工作性质大致可以分为 3 类：第一类是纯医疗单位的临床医生，这个类型在正畸医生群体中的占比最大；第二类是大学里的研究型学者，主要工作在实验室，这个类型在正畸医生群体中的占比最少，以刚毕业的年轻人为主；第三类是介于两者之间的医、教、研都得做的大学正畸老师。这个分类并不是绝对的，有的正畸医生在人生的不同阶段会转换到不同的类型之中。工作性质不同，培养出来的思维方式就不同，这一模块主要是为第一类临床医生写的，因为对于第二类做生物学实验的学者来说，他更熟悉的可能是生物学思维；而第三类正畸医生可能会不断切换思维模型，如在实验室做研究时用生物学思维，而在临床上用矫正器治疗患者时用机械性思维。那机械性思维对于一名正畸医生来说好不好呢？我的观点是：非常重要！

机械论思想源自伽利略年代，伽利略有一句名言，叫做"计量一切可以计量的，无法计量的也要想办法让它能够计量"。类似伽利略这样的学者，把世界看作是一个精准的大钟表，一切都可以通过计量、分析进行精确研究的思想，被称为"机械论世界观"，它突破了中世纪宗教迷信的思维方式，无疑是一个时代的进步。这种世界观在牛顿时代达到了顶峰，因为人们发现，牛顿的力学定律不仅可以解释地球上各种物体的运行规律，居然还可以解释各种天体的运行规律，于是生物学家开始尝试用量化或物理学的方法来分析解释生物学现象，大大促进了实验测量学的发展，但也使生物学家的思维被物理学的哲学束缚，阻碍了对自己学科特点的探索。

回到口腔正畸学，虽然她是医学的一个分支学科，但正畸医生治疗错𬌗畸形的"药"主要是力，如果不懂机械力学，很难透析正畸矫正器的作用原理，容易陷入对某种矫正器的迷信。所以，机械性正畸思维对我们这个学科的发展起到了非常重要的历史作用，它让我们摆脱盲从，走向理性。但我想强调的是，如果以为仅仅懂力学就够了，我们这个职业就会被工程师取代。机械性正畸思维可以简单概括为矫正器决定论，就是正畸治疗的效果完全由矫正器的机械装置决定，这一思想对正畸医生的影响是根深蒂固的，虽然大家都知道颅面部是在生长发育的，但我们在正畸治疗的过程中，会默认牙齿相对于基骨静止，只有矫正器的机械力才能移动它，所以我们总是用机械力来解释一切正畸变化。

机械性正畸思维有两个基本特征：一是追求明确的因果关系，如牙齿移动就是矫正器造成的，支抗丢失就是矫正器的反作用力造成的；二是迷恋确定性，既然一切都遵循物理规律，正畸医生就能够完全掌控正畸治疗。物理学常识让我们相信机械性思维是放之四海而皆准的，太宏观的相对论和太微观的量子力学与口腔科学的尺度都差距太大，牛顿力学对正畸医生来说足够用了。但牙齿不是机械物体，它是复杂的口颌系统中的一个组成部分，一个活的人体组织。当口颌系统行使复杂的功能运动时，牙齿受到各种复杂的生理力而绝不只是矫正器的机械力，而它的位置也受很多生理性因素的限制，所以不确定性大大增加了，我们期望寻找的简单因果关系也就不复存在了，取而代之的是复杂的多元相关关系。所以作为正畸医生，我们需要从生物系统的角度来认识正畸力引起的牙齿移动，这就是我说的生理性正畸思维。

那从生理性正畸思维的角度，正畸学处于什么发展阶段了呢？从上文的描述，我们看到正畸医生使用的工具，特别是固定矫正器的机械性能已经被不断改进和提升，而对材料力学性能的研究（除了隐形矫正器的材料研究尚不成熟之外）和对分差力矩特性的研究，也让正畸医生对如何使用矫正器有了更加全面的认识，从机械性正畸思维的角度，我们应该能够完全掌控正畸治疗了；但从生理性正畸思维的角度，我们目前只能说比较了解施力方——矫正器了，但尚不够了解受力方——牙齿的生理学特点。虽然我们有大量做基础研究的正畸学者在细胞、分子、基因的层面做了大量生物学研究，但对于这些生物元素构成了口颌系统后的生理学行为尚不够了解。或者说基础研究与临床应用之间差了一个中间环节，而对于这一中间环节的研究，无疑可以促进口腔临床正畸学的发展。所以，未来好的正畸医生不仅要懂机械力学，更要懂口颌系统的生理特点。培养出生理性正畸思维，可以帮助年轻的正畸医生打破机械性正畸思维的约束，开阔自己的眼界，从而推动口腔正畸学从简单工具阶段、临床技术阶段向健康医学的方向发展。

10. 机械性正畸观的局限性

在机械性正畸认知模型中，牙齿不受矫正力时是不会动的，正畸医生进而默认没有受到正畸力的部位都是静止的，虽然理论上大家都知道颅面部存在生长发育，但正畸学中的生长发育都是在说上下颌骨，而且其生长量小到了如果不用功能性矫正器去促进一下是可以忽略不计的。颅面生长发育的知识在正畸医生的头脑中只是在矫形力做生长改建时才有用，而在使用固定矫正器时，我们几乎是在下意识中就立刻切换到了机械性的静态认知模型。这一节我们就分析一下正畸医生习以为常的静态认知模型对正畸学诊断、治疗计划及疗效评价的影响。

（1）静态认知模型对诊断及治疗计划的影响

在正畸矫治方案的制订中，正畸医生经常需要做间隙分析，以决定是否需要拔牙及牙齿移动计划。很多医生是在自己的头脑中做这个分析，但 MBT 直丝弓技术的发明人之一的 McLaughlin 医生把正畸学中有关拔牙不拔牙的各种影响因素汇总起来，总结成了一个可视化的正畸牙齿移动治疗计划（Dental VTO），这个方法简洁、直观地反映了正畸医生以下牙弓牙量骨量关系决定是否需要拔牙矫治的主流思想，因为正畸医生都知道下牙弓获得间隙的途径有限，如不能像上牙弓那样通过打开腭中缝获取牙弓间隙，因此只要下牙弓需要拔牙，上牙弓即使可以通过不拔牙解除拥挤或前突，也会从对称性角度考虑采取相应的拔牙设计。我去参观 McLaughlin 诊所时发现他把这个间隙分析方法印在病历上，也就是说这是他临床常规使用的方法，而且只要手中有模型和头颅侧位片即可实施，对于初学者来说非常容易掌握，所以我下面用一个实际病例介绍一下这个方法。

① 诊断下中线

在图 39 中，McLaughlin 用一条横线代表𬌗平面，左右两竖分别代表左右磨牙，中间一竖代表切牙中线。这个患者下中线左偏了 0.5 mm，所以在中线下方标上向右方向 0.5 mm 的箭头。

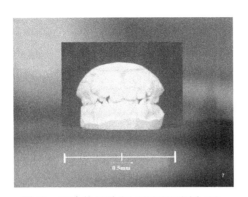

图 39 下中线的诊断（彩图见彩插 10）

② 诊断左右磨牙关系

在图 40 中，右侧磨牙为远中尖对尖，所以标上了一个磨牙近中移动了 2 mm 的箭头；左侧磨牙中性关系，所以左上磨牙近中移动的量为 0 mm。

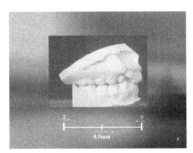 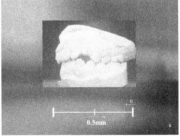

图 40 左右磨牙关系的诊断（彩图见彩插 11）

③ 诊断下牙列拥挤度

在图 41 中，下牙列拥挤度分左、右侧及前牙段（3-3）和全牙弓（6-6）分别计量，该病例显示了下前牙段左右各有 2 mm 拥挤，计入表中。

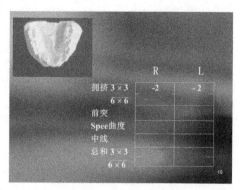

图 41　下牙列拥挤度的诊断（彩图见彩插 12）

④ 切牙突度的诊断

在图 42 中，依据头影测量中下切牙至 AP 线的距离来判断，该患者的 L1-AP 测量值为 4.09 mm，正常值是（4.09 ± 2.10）mm，所以前牙突度正常，以 0 mm 计入表中。

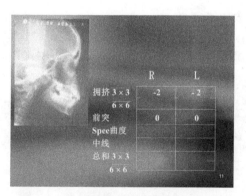

图 42　切牙突度测量（彩图见彩插 13）

⑤ 下牙弓 Spee 氏曲度测量

在图 43 中，按照正畸医生常规方法，在下牙弓放一块玻璃板或其他任意平板，测量双尖牙处最低点距离平板的毫米数，两侧分别测量，该患者左右均为 1.5 mm，计入表中。

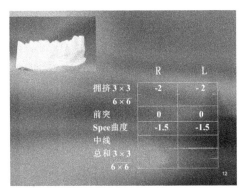

图 43　Spee 氏曲度测量（彩图见彩插 14）

⑥ 计入中线偏斜量

在图 44 中，该患者上中线正，下中线左偏了 0.5 mm，因此矫正下中线左侧偏斜或者说将下中线右移将使左侧产生 0.5 mm 间隙，因此在表中记为 +0.5 mm；而右侧的拥挤度会相应增加 0.5 mm，所以记为 −0.5 mm。

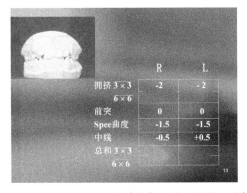

图 44　正中线对左右间隙的影响是相反的（彩图见彩插 15）

⑦ 计算下牙弓牙量骨量不调的总量

在图 45 中，将左右两列各行中的数字相加，得出下前牙段总的牙量骨量不调，它反映的是左右尖牙分别需要向远中移动的量。

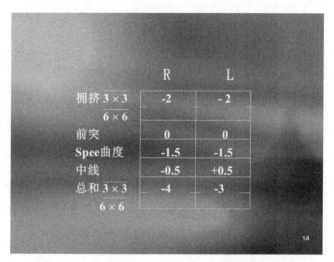

	R	L
拥挤 3×3 / 6×6	-2	-2
前突	0	0
Spee曲度	-1.5	-1.5
中线	-0.5	+0.5
总和 3×3 / 6×6	-4	-3

图 45　下牙弓牙量骨量不调的总量（彩图见彩插 16）

⑧ 下尖牙移动计划

在图 46 中，按照上面的计算结果，右下尖牙需要向远中移动 4 mm，左下尖牙需要向远中移动 3 mm，也就是说下牙弓总的牙量骨量不调是 7 mm。在线条图上标明左、右下尖牙的移动量后，我们知道这个拥挤程度通常需要拔牙才能解决，而一颗双尖牙的宽度为 7 mm，因此右下磨牙需要向前移动 3 mm 关闭右侧间隙，左下磨牙需要向前移动 4 mm 关闭左侧间隙。

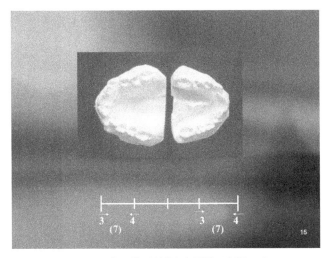

图 46 下尖牙移动计划（彩图见彩插 17）

⑨ 上牙弓治疗计划

在图 47 中，因为治疗前右上磨牙已经前移了 2 mm，因此右上磨牙再往前移动 1 mm 即可与下磨牙建立中性咬合关系；而左上磨牙治疗前为中性，因此应该与左下磨牙同步向前移动 4 mm。根据对称性拔牙的原理，上牙弓也拔除 2 颗双尖牙后，右上尖牙可以远中移动 6 mm，左上尖牙可以远中移动 3 mm。这就是 McLaughlin 全套的可视化牙齿移动计划流程，该患者下后牙段没有拥挤，所以下磨牙的前移量直接用 1 颗双尖牙的宽度减去下尖牙需要远中移动的量获得，如果有拥挤，还需要再减去后牙拥挤量才是下磨牙允许前移的量。牙弓拥挤量的计算除了上面提到的拥挤度、突度、Spee 氏曲度、中线外，还有 4 个附加因素，它们是扩弓、推磨牙、邻面片切、替牙间隙。

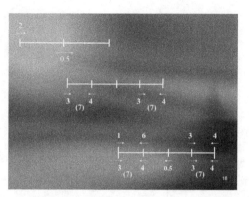

图 47　根据下牙弓移动计划制订的上牙弓治疗计划（彩图见彩插 18）

　　这个可视化牙齿移动治疗计划不仅可以帮助正畸医生进行拔牙不拔牙的判断，还可以用于设计支抗控制强度，如上面的病例，我们的分析结果是右上磨牙往前的移动量不能超过 1 mm，我们就会设计强支抗辅助装置，要求患者戴口外弓或使用种植钉支抗。因为常识告诉我们恒牙𬌗建立以后，磨牙关系不会因为患者下颌骨的生长发育而自行改善到中性关系，所以生长的作用就是可以忽略不计的，只需要考虑矫正器怎么能把牙齿矫正到中性𬌗关系，且上下牙列排齐的状态即可。这种分析法简单明确，正畸医生都喜爱这种有确定性计算方法的牙齿移动计划。然而在这个分析中，所有牙齿都是基于只要没有受到矫正器的力，就都是静止状态的假设。这个可视化牙齿移动计划几乎考虑到了牙齿在三维方向能够获得间隙的所有的可能性，而唯一没有考虑到的是时间维度上的生长变化，那这位患者有没有生长呢？从治疗前后的前颅底重叠（图 48），我们就可以看到明显的下颌骨超越上颌骨的生长（注意，这位患者并没有戴用功能性矫正器，而是戴用了一个颈牵引口外弓增强上颌支抗）。可见，正畸医生虽然有颅面生长发育的概念，但在制订治疗计划中是忽略它的影响的，而我要在后文介绍的四维正畸学强调的正是如何把时间维度的变化考虑到正畸诊断和治疗之中。

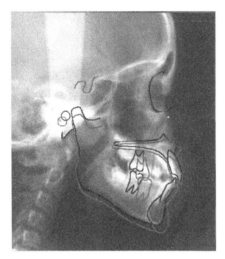

图 48　被忽略掉的生长变化（彩图见彩插 19）

（2）静态认知模型对疗效评价的影响

我在"正畸诊断与治疗计划"部分里提到由于牙列、颌骨、面部软组织这 3 个结构的记录手段各不相同，正畸医生因此发展出了 3 套独立的诊断系统，其中模型和头颅侧位片是可以客观测量的，但模型的测量结果与头影测量的结果之间却无法比较，那正畸界是如何评价错𬌗矫治的效果的呢？

① 头影测量与模型测量

在口腔正畸学的三大常规影像资料中，最容易实现的客观测量是对头颅侧位片进行的头影测量，因为它是相对简单的二维线距和角度测量；而且比另一种二维影像——面相的优越之处在于它是定位拍摄的，可以统一放大率后进行比较。头影测量可以反映切牙和磨牙相对于上下颌骨的方位，以及上下颌骨相对于颅底的空间位置关系等，所以正畸学术论文中最常用的方法就是默认牙齿矫治后都达到了一般意义上的牙齿排列整齐，磨牙达到尖窝相对的咬合关系，前牙覆盖覆𬌗正常的状态。然后，我们就只测量治疗前后的头影测量变化值作为客观评价指标。这样的评价方法可以比较颌骨关系的变化和切牙、磨牙方位的变化等，但显然无法回答诸如矫正器排齐牙齿的效率如何，对扭转牙的矫正效果如何，对尖牙、双尖牙的角度控制如何等问题。这就涉及第二种客观测量——三维模型测量。手工三维模型测量大多数是把三维模型分解在长、宽、高 3 个方向分别测量，也就是说把三维物体简化为二维投影后再进行简单的二维测量。但在实际测量时，那个投影平面往往是想象中的，而不是实际存在的，如在𬌗平面投影方向上测量拥挤度，此时的𬌗平面就是正畸医生想象中的𬌗平面，而不是先建一个实体的𬌗平面，然后在这个平面上进行一系列的测量。每个人想象的𬌗平面未必是一致的，而治疗前后的𬌗平面又不是同一个𬌗平面，相当于在两个参照系中分别测量，但正畸医生会习惯性地认为那个被叫作"殆平面"的头脑中想象的参照系是静止不变的，所以测量出来的变化都是牙齿位移，但如果我们切换为动态认知模型，就会发现我们的客观测量值可能并不能反映我们主观上想知道的那个变化。

②静态思维对客观测量的误读

以最常用的头影测量为例，正畸学教科书里教的头影测量都是出于诊断目的，如 SNB 这个项目是为了反映下颌骨的突度，如果这个角度小于正常，我们诊断为下颌后缩，于是我们可能设计功能性矫正器导下颌向前，那怎么评价我们的治疗有没有效果呢？我们自然会想到测量治疗后 SNB，如果这个角变大了，我们就认为功能性矫正器发挥了导下颌向前的作用。在这个评价方法中，我们其实是假设了 S 点和 N 点是静止不变的，也忽略了 B 点垂直向生长对 SNB 的影响，我们主观上已经认定了 SNB 的变化就是我们关心的 B 点前后向位移的结果。那如果用线距测量是不是就准确了呢？还是以评价 B 点有没有向前移动为例，正畸医生知道上下颌骨都会生长，所以会选相对稳定的颅内参照点，如很多人喜欢用修正的 SN 平面，即将 SN 旋转 7°，作为颅面部的水平参照线，然后过 S 点做一条垂直于该水平线的纵轴，形成一个以 S 点为原点的直角坐标系，然后测量 B 点在水平向的位移来说明下颌骨有没有被功能性矫正器导向前了，当然也可以测量其垂直向位移说明 B 点有没有垂直向生长，看上去这个项目比 SNB 科学，但如果你用动态思维模型去分析，就会发现这个坐标系的水平线来自 SN 旋转 7°，而 SN 随着生长发育是会变化的，特别是 N 点会随着额窦的发育而向前移动，所以治疗前后的 SN 不是同一个 SN，旋转 7° 后的水平面自然也就不是同一个水平面了。可见，我们最常用的测量方法，往往并没有告诉我们实际想知道的变化究竟是什么。而这个问题普遍存在于我们所有常规的头影测量和手工三维模型测量之中，导致了很多似是而非的研究结论，其根本原因就在于我们默认了所有测量的参照是不变的，变的只是测量对象，而这个前提假设大概只在成人的部分测量项目中成立。而我们的绝大多数患者是青少年，颅面部的所有解剖标志点都会随着生长发育而变化，如果不建立科学的动态认知模型，我们很难获得对矫治效果的正确认识。

11. 测量变化的要诀

正畸医生都希望知道自己的矫正器或矫治技术引起了什么样的变化，但从上面的分析中我们可以看到，由于我们选择的参照也在变，所以无法判断测量出来的变化到底是观察对象的位移还是参照部位的变化造成的结果，解决这个问题的办法只能是设法找到不变的部位或变化最小的部位作为参照。在这方面做出杰出贡献，并且影响至今的就是 Björk 的金属标记钉研究了。为了在上下颌骨上找到最稳定的参照，Björk 收集一个生长发育的纵向观察样本，在他们的上下颌骨上植入了金属标记钉，然后每年拍摄头颅侧位片，最后在金属标记钉上重叠每位观察对象的系列头颅侧位片，终于在上下颌骨上找到了最稳定的参照部位，并提出了结构重叠的方法，这个方法至今仍被认为是唯一具有生物学基础的头影测量重叠分析法。

（1）结构重叠法测量与治疗前后分别测量求差值有何不同？

仍然用上文中如何用 B 点反映下颌骨有没有在功能性矫正器的作用下向前生长为例，在上面这个例子中，我们现在知道了 SN 的生长发育会改变 SN 的倾斜度，所以修正的 SN 平面在治疗前后也不是同一个参照平面了，那如果我们用 Björk 的方法，在前颅底打上金属标记钉（没有人这么干，我只是举个例子），用标记钉的连线代替修正的 SN 平面，再用其中的一颗金属标记钉作为原点建立直角坐标系，然后在治疗前后的这两个完全相同的坐标系中分别测量 B 点水平方向的坐标值，相减以后得出的差值可以反映下颌骨有没有被导向前生长了吗？这已经超出了医生在现实中可以实际操作的标记方法，总该准确了吧！但答案仍然是——你测量出来的未必是下颌骨的生长量。

为什么会这样呢？我们来看看 B 点除了下颌骨往前生长会让它的横坐标值变大以外，还有哪些影响因素会改变 B 点的位置。首先，B 点只能反映下颌骨的位置，而不能反映下颌骨的大小和形态变化，下颌骨位置可以受很多因素的影响而改变，如上颌骨的垂直向生长、下颌骨的旋转、功能性矫正器或肌肉对下颌骨位置的影响等；其次，B 点是牙槽骨表面的标志点，而骨骼的生长改变主要是通过表面沉积与表面吸收，如果这位患者的 B 点非常接近下切牙根尖点，那下切牙根尖的移动会影响 B 点处牙槽骨的改建。可见，测量变化其实是非常困难的一件事，那如何利用 Björk 发现的稳定结构来进行治疗前后颌骨及牙齿位置变化的评价呢？Johnston 对此做出了详细的描述：

首先，结构重叠的方法放弃了用治疗前后头影测量标志点直接进行比较，而是采用了通过上下颌骨分别在稳定结构重叠，将一张片子（如治疗前的头颅侧位片）描记图上的指定参照点，当然这个点也可以是表面标志点，如下颌重叠时将治疗前的 B 点，转移到另外一张片子（如治疗后的头颅侧位片）的描记图上，如果治疗后的 B 点发生了表面吸收或沉积，从治疗前转移过来的 B 点就距离治疗后 X 线片描记图上实际的 B 点有一个小的距离变化，这个变化的量就是骨表面吸收或沉积的量，与下颌骨是否发生了位置变化无关。通过在下颌骨稳定结构的重叠，可以看到下颌骨在哪些部位发生了吸收、哪些部位发生了沉积、形态和大小有无变化等。至于下颌骨相对于前颅底有没有发生向前的位移，则可以通过在前颅底稳定结构的重叠，看看治疗前的 B 点，与转移到治疗后片子上的 B 点之间的位置变化是什么，这个变化量排除了骨表面吸收、沉积的影响，才是颌骨位置真正的变化量；同理如果想知道下颌骨相对于上颌骨有没有位置变化，就可以在上颌骨稳定结构重叠，看看转移前后的 B 点发生了什么位置变化。如果想进一步知道下颌骨有没有旋转及旋转量有多少，那一个 B 点就不够用了，还得在下颌体后部增加另外一个点，如任意一个点，叫 C 点，用 C-B 点连线代表下颌体的方向，这条参照线也可以通过下颌稳定结构重叠从治疗前转移到治疗后的片子上去。有了这条参照线，我们就可以通过将治疗前后片子的描记图在前颅底稳定结构重叠，看看转移前后的这条参照线的夹角变化，即可知道下颌向哪个方向发生了旋转。

从上面这些描述，我们可以看到结构重叠的方法不仅强调参照部位的稳定性，而且关注了测量部位的骨表面改建的影响，而常规头影测量用治疗前后分别获得的测量值相减的方法从以上这两个角度来看都不够严谨。

（2）重叠部位的选择

了解了结构重叠测量的意义，我们再来看看应该在哪些结构重叠。从正畸学角度，我们通常关心的是上下颌骨发生了什么样的生长变化及上下颌牙齿相对于各自的基骨发生了什么样的位置变化，从需求出发，我们不难得出应该在以下 3 个部位寻找稳定重叠的结构，即颅部、上颌骨、下颌骨。其中上下颌骨的稳定结构是通过 Björk 的金属标记钉研究发现的，但国内没有金属标记钉的样本，全世界带有金属标记钉的纵向生长发育样本也只有两个，除了 Björk 的样本之外，还有一个就是美国加州大学旧金山分校的 Mathews 教授收集的金属标记钉样本，Mathews 教授和我在美国的导师 Baumrind 教授是朋友，所以 Mathews 教授去世后这个样本就交由 Baumrind 教授保管。2014 年，我申请了一项国际科技合作项目，因而有机会对这个样本进行了研究，下面的纵向生长发育重叠就来自这个样本中的一例。

① 前颅底重叠

在图 49 中，颅部随着大脑的发育需要不断扩大其容量，所以额骨、顶骨、枕骨在生长期是不可能稳定的，那颅部什么部位有可能是稳定的呢？组织学研究发现前颅底中部，包含蝶鞍前部到筛骨这个区域在 7 岁后就不再发育了，所以这个部位就被正畸学作为颅底的稳定重叠区。值得注意的是，头影测量常用的前颅底平面——SN 平面，虽然跨越了这个区域，但其两个端点——S 点和 N 点都不在稳定区域之内，所以不要因为它叫前颅底平面就与前颅底中部稳定结构画等号。通过前颅底稳定结构重叠，我们就可以评价上、下颌骨相对于颅部是如何生长变化的。

② 上颌骨重叠

Björk 通过金属标记钉的研究发现上颌稳定结构涉及上颌骨、颧骨、腭骨多个骨块，所以严格地说应该是面中部稳定结构，Björk 发现在这块区域中，最稳定的结构是颧牙槽嵴的前缘，但颧牙槽嵴在头颅侧位片上是一条线，在这条线上可以重叠出

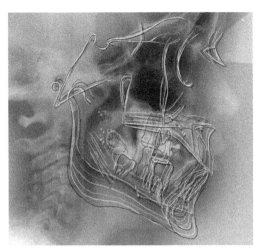

图 49　美国金属标记钉纵向生长发育样本在前颅底中部的重叠，注意 N 点的生长
变化；下颌骨向前的生长量大于上颌骨；下颌骨金属标记钉连线的顺时针旋转量明显
大于上颌骨金属标记钉连线的旋转量（彩图见彩插 20）

无数个位置，所以 Björk 根据他的金属标记钉研究进一步总结
出了另外一条规律，就是当沿着这条线滑动到眼眶底的骨沉积
与鼻腔底的骨吸收相等时的位置就是金属标记钉重叠的位置。
图 50 显示的是美国颅面纵向生长发育样本在上颌金属标记钉的
重叠，大家可以看到从 8 岁到 17 岁，上颌硬腭的鼻腔面在不断
发生骨吸收，而口腔面则不断发生骨沉积，PNS 下降得比 ANS
多，所以 PP 平面发生了逆时针旋转；A 点处的牙槽骨表面有骨
沉积，所以说治疗后的 A 点不是治疗前的 A 点；最有意思的是
上磨牙在不断向下向前萌长，其近中颊尖向前的移动量明显大于
近中颊根，所以是近中倾斜移动。当我们发现在正畸病例也存在
相同的磨牙前倾移动时，我们称之为生理性支抗丢失。

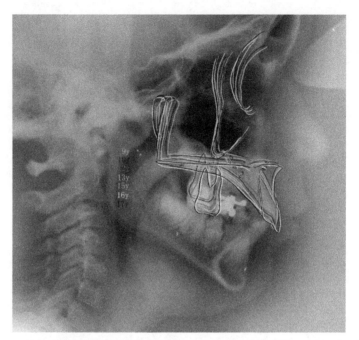

图 50 　美国金属标记钉纵向生长发育样本，注意在上颌金属标记钉重叠后，
颧牙槽嵴前缘重叠得最好（彩图见彩插 21）

③ 下颌骨重叠

下颌骨是独立骨块，Björk 的金属标记钉研究发现下颌联合、下牙槽神经管、第三磨牙牙胚下缘这 3 个部位是最稳定的，注意第三磨牙牙胚如果牙根开始发育了就不能作为稳定结构，因此主要看下颌联合与下牙槽神经管。图 51 是美国纵向生长发育样本在下颌金属标记钉的重叠，可以看到从 8 岁到 17 岁，髁状突明显生长了，下颌下缘特别是下颌角处有明显的骨表面改建，所以治疗后的 MP 平面不是治疗前的 MP 平面了；下磨牙明显向上向前萌长，但没有表现出前倾，这与上磨牙的生长型不同。

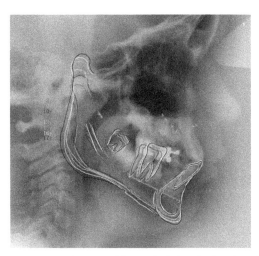

图 51　美国金属标记钉纵向生长发育样本，注意在下颌金属标记钉重叠后，下颌
　　　联合内壁及前部、下牙槽神经管重叠得最好（彩图见彩插 22）

　　上下颌骨在金属标记钉重叠后显示出的最稳定结构，就是
Björk 结构重叠法的部位，可以用于没有金属标记钉患者治疗
前后头影测量的重叠。至于这些稳定部位在头颅侧位片上如何识
别是具体的技术问题，作为一本主要讲正畸认识论的书，我就
不在技术细节上分散大家的思维脉络了。

（3）疗效评价中的参照系

　　正畸是移动牙齿的学问，但如何评价牙齿移动在正畸医生
的头脑中往往是一个模糊概念，如我们在说后牙往前移动或前牙
压低移动时，我们所说的前、后、上、下只是相对于我们自己
头脑中的空间坐标系而言，但我们用具体数据反映前、后、上、
下移动时就变成了不同的坐标系，如当我们用 N 点向 FH 做的垂
线来评价 A 点、B 点突度时，我们用 FH 为横坐标判断上下颌骨

突度；当我们用 Wits 值时，我们用殆平面为横坐标判断上下颌骨 A 点、B 点的前后方向位置关系；当我们用下切牙距 AP 线的距离反映下切牙突度及治疗变化时，我们用的是 AP 为纵坐标，垂直于 AP 线的方向为横坐标的参照系。常用的水平参照平面还有 SN、PP、MP 等，虽然测量时不同正畸医生都只是选择了自己喜欢或熟悉的参照系，但大家在交流时，都简化为了前、后、上、下这个统一的坐标系，对于一个以毫米为计量单位的学科（用 Moyer 的话说正畸是 6 mm 的学科）来说，以沿着前上方向（如 SN 方）或前下方向（MP 方向）测量出来的"向前移动量"对于开殆或深覆殆病例的切牙移动量来说就不是一回事。所以我猜想提倡自然头位的学者应该是想让大家都用大自然的统一参照系来定义前、后、上、下，概念是好的，但对拍摄时的要求就高了，而且后期很难去验证当时的头位是否自然，以及治疗前后的自然头位是不是一致，所以这个方法并没有得到普及。今天我们看到的头颅侧位片大多数都不是在自然头位拍的，那我们如何才能在相同的参照系里"平等"对话呢？这就要说到重叠测量里的另外一个特点：统一治疗前后的坐标系。大家熟悉的头影测量项目大多是自带坐标系的，如 SNA，当我们用它评价 A 的突度时，这个项目的"隐含坐标系"就是 SN；Wits 的"隐含坐标系"就是殆平面；如果你想用 MP/PP 评价下颌平面角治疗前后有无变化，"隐含坐标系"就是 PP。而所有的"隐含坐标系"在生长发育的个体都是会变的，所以当我们用这些项目治疗前后的测量值评价观察对象的变化量时，它实际反映的是"隐含坐标系"和这个观察对象共同变化的综合结果。用相对论的思想，就是如果我们没在同一个参照系里，我们讨论的牙齿移动就不是一回事。理解了头影测量项目自带"隐含坐标系"的问题后，我们再来介绍统一坐标系就应该比较容易被接受了。

重叠测量既然把观察对象放到了一起，我们就可以测量出我们关注的任意一个参照平面内的变化量。例如，如果我们关注的是软组织侧貌在整个面部的突度，我们就可以把治疗前的FH平面当作颅面部的水平参考线转移到治疗后的头影测量描记图上，这时我们以前担心的FH平面治疗前后定点不一致的问题被克服了，如果你认为治疗前后的FH变化量比较大，你也可以选择用治疗前后FH的平分线作为统一的水平参照线转移到治疗前后的头影测量描记图上，重要的不是这两种方法确定的FH平面与大自然的水平参考平面谁更准（用解剖耳点和机械耳点确定的FH的差距可能比这个还要大，正畸医生仍然接受它们俩都叫FH水平参考平面），而是你治疗前后用了统一的参照平面，因此你测量出来的值没有"隐含坐标系"自身改变的干扰项。但如果你研究的是上下唇相对于审美平面突度的变化原因，你就可以把治疗前的审美平面通过稳定结构重叠转移到治疗后的头影测量描记图上，然后测量治疗后的上下唇突度相对于治疗前的审美平面改变了多少。它与治疗前后分别测量反映出的变化量的含义是不同的，假设你并没有拔除双尖牙内收切牙，但患者下颌骨和鼻子都向前发育了，因此审美平面前移了，这时你测量出来的上下唇突度减小不能归功于正畸牙移动。所以重叠测量可以把"隐含坐标系"的变化从总的测量值中剔除出去，并且让你可以根据自己关心的问题，选择最贴切的参照系来描述治疗中的变化，只有这样我们才能抽丝剥茧，真正弄明白正畸治疗中的变化是如何发生的。

12. 正畸学缺少专家共识的原因分析

建立共识的基础是大家手中都有一把公认的客观评价的标尺或评价系统，口腔正畸学中有吗？理论上说，有了上文介绍的重叠评价方法，正畸医生至少有了一个科学的测量变化的手段，我们就有可能客观、公正地评价各种矫正器或技术的利弊优劣，这样的学科难道不应该很快积累出大量的共识，迅速淘汰掉落后的矫正器或矫治技术，不断开发出新的矫治理念和先进的矫治系统，因而取得蓬勃的发展吗？

然而，正畸学大概是口腔学科里专家共识最少的一个学科。为什么会这样呢？

（1）头影测量的技术难度

头影测量不是一门听懂了就会用的学问，而是一门需要

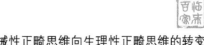

反复练习才能掌握的技能。但很多正畸医生在学习阶段，除了做临床研究需要用到这个技能，大多数精力都在学习治疗技术上，毕竟做好临床病例才是硬道理。所以很多正畸医生对头影测量往往是一知半解的，等到自己想总结病例治疗效果时，只能凭借书本上的理论知识按照头颅侧位片上能看见的轮廓描一张头颅影像描记图。但头颅侧位片的影像很多是双侧结构轮廓的投影，有的部位只能看清左侧，有的部位只能看清右侧，它们的确都是书上描写的结构，但如果你有的部位画的是左侧轮廓，有的部位画的是右侧轮廓，或治疗前画的是左侧，治疗后画的是右侧，测量出来的结果很多人自己都不信，何谈用它做科学研究呢？我教头影测量课时常常讲，画头颅侧位片要像做侦探一样，你需要有相应的背景知识，而不是看见什么画什么，用 Johnston 教授的话说——头影测量描记图是构建出来的，不是描红出来的。你首先得知道你画的解剖结构的正常形态是什么样的，然后得知道 X 线投照原理及左右结构的放大率是不一样的，你还要会用相邻解剖结构左右放大率相近的原理，去从看得见的单侧结构推断看不见的另一侧结构应该在哪里，最后再取双侧结构轮廓的均分线。所以你最后在描记图上画的轮廓线，往往不是头颅侧位片上能清楚看见的轮廓线，而是看得见的一侧和看不清甚至看不见的另一侧的平均值，只有这样才能避免有的轮廓画成了左侧的结构、有的轮廓画成了右侧的结构，治疗前后完全没有

可比性的问题。而过了学习期的正畸医生有的已经成了某个研究方向的专家，更不愿意去学习这种画图的"雕虫小技"了，因此头影测量对很多正畸医生来说就是一个摆设，发表文章时的花瓶而已。那这样的文章为什么能发表呢？这就跟期刊审稿采用的同行评议有关了，因为这样的临床病例总结大多数是临床医生投的稿，作为同行的审稿人虽然可能已经成了某个研究方向的专家，但自己就不相信头影测量，文章其他方面过得去就同意发表了。少数落入专家手中的稿子，一来专家无法检查投稿人每张片子画得对不对，二来专家也不会因为投稿人没有用重叠法评价变化就退稿，因为治疗前后头影测量值相减的差值也是变化，作者只要描述了客观变化，虽然没有揭示变化的本质，也不能说是错的。所以专家对文章结论会有一个自己的判断，发现测量方法不能支持所得结论的文章就略过了，而普通读者就有可能误读或引申了文章的结论，如作者只说 SNB 变大了，读者就理解为下颌骨生长增加了。如果恰巧这位普通读者是需要写系统综述毕业的研究生，找到一批这样的文章写成了一篇系统综述，这个结论就被披上了循证医学的华丽外衣，而综述作者自己往往都说不明白这个项目在他引用的文章中是怎么测出来的。不同的测量方法获得的变化值所代表的含义可能是不一样的。所以我上文介绍的概念和方法，即使你没有掌握自己去操作的技能，至少也可以增加你对文章结论可信度的判别能力。那有了三维的 CBCT 技术以后，我们是不是就可以克服二维投影造成的影像识别难题，准确地评价治疗变化了呢？三维 CBCT 上的观察对象的确比二维头颅侧位片清晰了，但 Björk 在二维头颅侧位片上发现的稳定结构却也无法使用了。而现代医学伦理学的发展又限制了正畸医生不能像 Björk 时代那样再找一批青少年观察样本，打上金属标记钉，每年拍摄头颅 CBCT，去找到三维结构的稳定区域在哪里。失去了公认的稳定结构，大家都在自己认为的稳定区域进行 CBCT 影像的重叠，得出的结论自然不可能形成共识。

（2）患者的个体差异

正畸学过分简单的一维分类法很容易让正畸医生把磨牙近远中关系相同的病例归纳到各方面都有类似特点的一类中，然而，即使都是安氏Ⅰ类错𬌗的样本，Ⅲ度拥挤和双颌前突的支抗丢失量必定不同、青少年与成人的支抗丢失量必定不同、高角病例与低角病例的支抗丢失量必定不同，可见，撇开矫正器及支抗方法，我们已经能够判断出来在同一个安氏分类中，某些类型的错𬌗支抗比其他类型的丢失得更多，是不是从另外一个角度说明支抗并不是单纯由机械力决定的？所以当你用两种不同的支抗装置对安氏Ⅰ类拔牙矫治病例治疗后，发现一种支抗装置比另外一种支抗丢失少，真的就能说明是机械力的差异吗？你可能说这个我明白，我关心的是同一个分类中同一个亚类、同一个亚亚类……不断细分到完全相同的两组病例后，这两个支抗装置中的谁支抗控制得更好？那么你想想，这个世界上你能找到几个这样完全相同的人呢？双胞胎生活在不同的环境中也可能胖瘦不同，咀嚼肌的力量就不一样。如果要排除一切变量，最简单的是把两位患者的支抗磨牙都想象为完全相同的两个机械物体，然后单纯去比较力，那还需要临床研究吗？做物理实验就可以了，或者用物理定理想一想也知道牙齿能提供的支抗力不如口外弓的力量大，而种植钉不仅可以力量大，而且可以持续作用，答案当然是现成的。当机械性思维已经固化在我们头脑中后，任何不符合力学推断的实验结果都会被认为是谬论。用不同的思维模型去思考问题，自然不可能形成共识。可是大家想想，正畸医生治疗的目标是机械物体吗？显然不是！我们关注的支抗磨牙受很多生理性力量的共同作用，难道我们不应该去关注所有这些力量共同作用时，对支抗磨牙的综合影响是什么吗？后者就是我说的生理性支抗的多元认知模型。当大多数人都能接受对后者的研究才对正畸学有意义时，正畸界才摆脱了机械论思想的束缚，正畸学才打通了临床研究与基础研究的精准通道，我们所做的基础研究才能最终促进正畸临床水平的提高。思维模型的转变有助于开阔正畸研究人员的视野，帮助他们找到正确的研究方向。如果你对自己的定位只是临床医生而不是研究人员，这种思维模型的变化是不是就没有意义了呢？也不是，当你从机械性正畸思维模型转向生理性正畸思维模型后，你才可能接受真实世界的研究结果，而不是固守你自己根据机械力学原理做出的理论推断。记住，人不是机械的，而是生理的，正畸医生不能只关注机械力，更要关注力的作用对象的生理特点、个体差异等综合因素的影响。

（3）专家判断的不一致性

当客观测量方法难以实施或不足以反映正畸医生关注的目标问题时，在正畸学上就会借助于另外一种判断方法，就是专家的主观判断。这种方法常常被用于病例比赛，就是请一批年资高、职称高、名望高的正畸专家对参赛者的完成病例进行疗效评价，由于专家的看法具有很强的主观性，所以往往需要请很多专家，才能获得比较公平的判断结果，我们常常把多数专家的判断作为金标准。那么专家们之间的一致性高吗？在我本人担任中华口腔医学会口腔正畸专业委员会主任委员时，曾经在国家卫生部（现卫健委）公益性行业基金的支持下，组织了全国的 72 名正畸知名专家开展过一项建立中国口腔正畸疗效评价标准的研究，课题设计了把 3 种正畸临床常用诊断资料即牙𬌗模型、头颅侧位片、正侧面相分别请专家进行主观判断，以及这些资料之间两两排列组合、最后 3 项同时呈现给专家判断的任务环节，发现专家们对各种资料判断的一致性都不相同。在单项资料的判断中，牙𬌗模型的判断一致性最好，正侧面相的判断一致性最差；在多资料排列组合的判断中，模型和头颅侧位片的组合判断一致性最好，甚至高于 3 种资料组合在一起的判断。在这个实验中，至少我们可以看出在正畸常规的 3 种影像资料中，专家们对面相的判断一致性是最差的。

既然多数专家的判断被认为是金标准，可不可以把专家的主观判断转化为客观评价指标呢？很多国家的正畸学术组织做过这方面的尝试，其中使用最广泛的是英国的 PAR 和美国 ABO 制订的 DI、OGS。英国 PAR 可以同时用于治疗前和治疗后，因此可以把治疗前后的得分相减，得出改进程度；而美国 ABO 的两个指数一个用于诊断，另一个用于疗效评价，项目不同，不能直接相减。那一名正畸医生如果要参加一个中国的病例比赛，用 PAR 或者 ABO 的指数先自测一下自己完成的病例，然后挑选出自己得分最好的病例去参赛，就一定可以获得中国正畸专家的好评吗？答案是：不一定。

我们在上面介绍的中国正畸疗效评价标准的研究中发现，单就模型客观测量与专家主观判断的比较来看，PAR 治疗后测量总分与中国正畸专家主观判断的相关性并不高，相关系数为 0.54，R^2 只有 0.30；ABO 的治疗后评分系统 OGS 测量总分与中国专家主观判断的相关性有所提高，相关系数为 0.70，R^2 也只有 0.49。说明用治疗后模型测量出的这些指数所反映的正畸效果并不能代替中国专家的主观判断，用这些指数反映中国专家判断的作用还占不到 50%。那这个研究中能不能找到一些中国正畸专家更

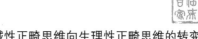

看重的测量项目有哪些呢？为了回答这个问题，我们分别以 PAR 模型测量的 11 项、OGS 模型测量的 7 项为自变量，专家的模型打分为因变量进行了回归分析，发现 PAR 单项测量分值与专家评分之间的回归 R^2 为 0.44，而 ABO-DI 各单项测量分值与专家评分之间的回归 R^2 为 0.62，均高于这两个指数各自的总分为自变量时的结果。提示我们与其直接原封不动地照搬 PAR 或 ABO 的 OGS 标准，还不如从他们的测量项目挑选出一些中国正畸专家更重视的项目。那这些项目有哪些呢？在 PAR 中按照偏回归系数大小排列有中线、切牙覆盖、后牙三维方向的咬合关系、后牙不齐 4 项，至于切牙覆𬌗、前牙不齐等则对中国正畸专家的判断影响不大；而 OGS 中有邻牙间隙、近远中𬌗关系、前后牙覆盖、排齐程度 4 项，至于边缘嵴高度、后牙颊舌向倾斜度、咬合接触则对中国专家的判断影响不大。总结起来，中国正畸专家会看重治疗后切牙覆盖要正常、中线要对齐、后牙尖窝咬合关系要好、牙齿要排列整齐。除了这些项目之外还有哪些项目会影响中国正畸专家的判断？我们仍在探索，因为以专家判断为基础建立起来的评价标准对正畸学科的发展至关重要。我认为目前所有的指数都是从三维方向在评价病例，而专家判断可能还会对患者年龄、性别、口腔健康、治疗后的稳定位置等更多因素进行考量，切换到生理性的正畸思维模型，从四维方向认识正畸治疗，也许有助于中国正畸界建立一个优于 PAR 和 ABO 指数的更加全面的

疗效评价体系。我认为未来在这个方向的研究除了正畸学自身之外，还需要结合信息科学、认知科学、心理学、影像科学、人工智能等跨学科合作来共同完成。

参考文献

1. LYSLE E JOHNSTON，许天民，滕起民．Johnston头影测量技术图解手册．北京：北京大学医学出版社，2018.

2. 梁奕，张晓芸，许天民．下颌磨牙生理性移动规律的纵向金属标记钉研究．中华口腔正畸学杂志，2018，25（4）：210-215.

3. 宋广瀛，姜若萍，张晓芸，等．正畸疗效主、客观评价方法的有效性．北京大学学报（医学版），2015（1）：90-97.

4. 陈青．PAR指数客观测量与中国专家主观评价的相关性研究．第十四次国际颅面生长发育与功能研讨会、第十一次全国口腔正畸学术会议论文汇编，2012.

5. 五味子，翁萱蓉，任翀，等．ABO-OGS客观指数与中国专家正畸疗效主观评价的相关性研究．全科口腔医学电子杂志，2018，5（25）：112-114.

四维正畸新视角

看见这个题目，正畸医生不会认为这是一个新概念，不就是颌骨生长会影响正畸治疗吗？我们当然知道，不然我们为什么会用功能性矫正器呢？但我认为用功能性矫正器恰恰反映了正畸医生不认为正常的颌骨生长会影响正畸治疗。在大多数正畸医生的眼里，颌骨正常生长太慢了，在平均疗程为 2 年的治疗时间里根本派不上什么用场，所以才需要去促进一下，Ⅱ类骨性错𬌗的早期矫治大抵出于这个想法。当下颌往前移动到磨牙中性、切牙覆盖减小到接近正常后，我们再开始Ⅱ期矫治，我把这种正畸治疗模式叫："三维正畸＋生长发育"模式。因为在这个治疗模式中，生长发育是被单独拿出来考虑的，而且还是要用矫正器单独促进以后才有价值的一件事。等"促进"完生长发育以后，下颌会处于一个前伸位，此时再做间隙分析就会在一个更加接近终末状态的参照系中进行，所以可以降低正畸医生判断牙弓突度及是否需要拔牙的诊断难度。一部分患者在经过这一期治疗后，Ⅱ类磨牙及切牙关系都有所减轻，因此被认为是因为功能性矫正器具有促进下颌骨生长的作用，毕竟功能性矫正器被发明的初衷就是为了促进下颌骨的生长。在矫正器决定论的认知模型中，我们习惯于把一切变化都归功于矫正器设计时被赋予的那个功能。但进入循证医学时代后，正畸学者们开始想方设法测量功能性矫正器到底引起了哪些改变，这其中最重要的进步我认为有两个：一是测量方法的进步，不再简单比较治疗前后的 SNB、ANB、B 点在 SN 决定的参照系中的相对位置改变等这一类貌似可以反映下颌骨生长，实际反映的是下颌骨在颅面部相对位置变化的测量指标，而是用稳定结构重叠来定量测量下颌骨形态的变化；二是在临床实验中设计了生长对照组或用其他矫正器治疗的对照组的方法。前者是在三维空间测量学上的进步，后者是针对第四维生长变量的测量。虽然现在的测量手段还有很多不尽如人意之处，临床上也很难做完美的前瞻性随机临床实验，但大多数临床研究得出的趋势性结论是，功能性矫正器并不能促进下颌骨的生长。虽然有基础研究支持功能性矫正器促进了髁状突的骨增生，但如果促进的量不足以让临床研究测量出有统计学意义的下颌长度的增加，正畸医生就不能指望用这个手段达到矫治骨性Ⅱ类错𬌗的目标。那如果功能性矫正器并没有促进下颌骨的生长，如何解释它临床上的确有助于Ⅱ类骨性错𬌗的矫治呢？如果我们跳出静态的机械性正畸认知模型，换用动态的生理性正畸认知模型，我们不仅可以很好地解释功能性矫正器的作用，而且可以用新的矫治设计达到类似功能性矫正器矫治Ⅱ类骨性错𬌗的效果。那如果用生理性正畸认知模型，应该如何解释功能性矫正器矫治Ⅱ类骨性错𬌗的机制呢？

（1）从矢状方向分析

当患者戴上功能性矫正器后，原先下颌骨向前的生长超过上颌骨，因而通过咬合接触产生的推动上牙弓向前的力消失了；相反，在下颌前伸位时咀嚼肌的收缩力通过功能性矫正器会给上牙列一个向远中方向的作用力，给下牙列一个向近中方向的作用力，所以牙弓间的Ⅱ类关系会减轻，下切牙会发生少许唇倾，有利于减小前牙深覆盖。

（2）从垂直方向分析

功能性矫正器通常会在后牙𬌗垫上设计促进下后牙向上、向前萌长，同时抑制上磨牙垂直向萌长的机制，所以有助于加大𬌗平面，而根据上一节的介绍，我们知道𬌗平面减小加重Ⅱ类𬌗关系；𬌗平面加大，恰恰有利于减小Ⅱ类关系。

（3）从下颌骨位置分析

按照 Johnston 给出的解释，在戴上功能性矫正器后，下颌前伸，于是髁状突移至关节窝的前下位置，因此其生长不再表现为推动下颌向下、向前，而是表现为髁状突向上向后，直至髁状突完全长回到关节窝正常位置。下颌骨既然在这段时间没有相对于上颌骨的前移，上牙列也就失去了原有的代偿机制，因此Ⅱ类磨牙关系得以矫治。当磨牙建立中性关系后，下颌继续向前的生长会带动上牙列恢复正常的代偿机制，但下颌骨最终的长度并没有比正常生长或用其他矫正器治疗的患者长得更多。

综上所述，功能性矫正器的确发挥了矫治Ⅱ类错𬌗的作用，但作用机制可能并不是正畸医生期望的促进下颌骨的生长，而更多的可能是阻止了上牙列的代偿，改变了𬌗平面、前移了下牙列等牙性因素的变化。既然牙性因素的变化才是功能性矫正器真正的作用机制，固定矫正器可以做到吗？答案当然是肯定的，只要你转变一个观点，就是缓慢的生长也可用于正畸治疗，而不是一定要有一个跳跃性的改变。这就是我要介绍的四维正畸新视角。

13. 生理性支抗控制理念

支抗在正畸学中被定义为能够提供抵抗矫治力反作用力的结构，这些结构可以是牙，也可以是硬腭、口唇肌肉或颅面骨骼。在拔除4颗双尖牙的矫治中，最常用到的支抗牙是口腔中最粗壮的第一磨牙。大多数拔除双尖牙的矫治是为了解除前牙拥挤或前突，因此正畸医生希望支抗磨牙不动或少动，为前牙矫治提供尽可能多的可利用间隙，在这种情况下，磨牙如果前移，被称为支抗丢失；少数不需要太多拔牙间隙就能解除前牙拥挤和前突的病例，正畸医生有可能在达到前牙矫治目的后，主动拉后牙向前，被称为主动丢支抗。从不希望丢支抗到主动丢支抗，正畸医生把支抗需求分成了以下几种：

- 最大支抗需求：磨牙向前的移动量不超过双尖牙拔牙间隙的 1/3 或 1/4。
- 中度支抗需求：磨牙向前的移动量位于双尖牙拔牙间隙的 1/3 ～ 2/3 或 1/4 ～ 3/4。
- 最小支抗需求：磨牙向前的移动量超过双尖牙拔牙间隙的 2/3 或 3/4。

这 3 个等级的划分，无论是用三等分法还是用四等分法都是完全主观的，它反映的是正畸医生希望对支抗控制能够定量分析的一种心理需求，有了这个等级，正畸医生就可以选择不同强度的支抗手段去控制支抗了。

（1）现有的机械性支抗认知模型

最朴实的支抗思想就是用大牙去拉小牙，或者用多数牙去拉少数牙；进一步又出现了用牙齿的整体移动对抗倾斜移动的所谓静止支抗的概念；在 Tweed 提倡拔牙矫治后，对后牙支抗的要求进一步加强，于是 Tweed 提出了支抗预备的概念。这个概念的基本思想是如果要用后牙做支抗拉前牙，就必须先用口外弓把后牙推到后倾状态，然后再用后倾的磨牙去拉前牙，我认为其本质是用后牙的控根移动去对抗前牙的倾斜移动或整体移动。

进入直丝弓时代后，由于前牙预置近中倾斜角的设计，弓丝入槽后会有部分前牙受到前倾力矩，广义上讲，任何牙齿向前的移动，都可能转化为支抗负担，所以对支抗的要求就更高。于是，口外弓、横腭杆、Nance 弓、种植钉支抗等就逐渐变成了常规的支抗辅助装置。有了这些支抗装置，正畸医生自然就会根据支抗需求选择不同强度的支抗手段，于是口外弓和种植钉就被正畸医生主观地选择了用于需要最大支抗控制的病例；横腭杆、Nance 弓就被正畸医生主观地分配给了中度支抗需求的病例；而最小支抗需求显然不需要任何支抗辅助装置，甚至我们会采取主动丢支抗的方法，拉后牙向前。注意，正畸医生主观选择的支抗装置是基于该装置能提供的机械力的大小，而不是因为研究发现患者在使用了口外弓和种植钉以后，磨牙向前的移动量小于双尖牙拔牙间隙的 1/3；而使用了横腭杆或 Nance 弓后，磨牙向前的移动量为 1/3 ～ 2/3。以上就是正畸界对支抗控制的现有认知模型，我把它称之为机械性支抗认知模型。它的特点是：认为支抗丢失是由矫治力的反作用力导致的，正畸医生可以通过设计对抗这种反作用力的支抗装置来达到支抗控制的效果，按照支抗装置的强弱，可以区分出强、中、弱 3 种支抗。在机械性支抗认知模型中，矫正器上的力与支抗丢失之间有明确的因果关系，它非常符合力学常识，也非常符合正畸医生对疗效确定性的心理需求，因此成为正畸医生临床控制支抗的最重要理论依据。

20多年前，我对此也深信不疑，所以当3M公司在1996年年底，即我留学回国前夕找到我，希望我帮助他们在中国推广MBT直丝弓矫治技术时，我本能地对这个技术不拉尖牙，而是直接拉6个前牙关闭间隙的做法产生了怀疑，因为如果用机械性支抗控制认知模型来分析，先拉尖牙显然是有利于支抗保护的，拉一颗尖牙的支抗负担肯定小于拉所有前牙，当尖牙拉到位后，它就成了支抗的一部分，再用后面的8颗牙去拉前方的4颗切牙时，支抗自然更加稳固。所以从机械力学的角度，不拉尖牙而直接内收所有前牙的做法直观上不利于支抗保护。带着这个疑虑，我向3M公司的研究和发展部提出了一个先对他们这个新技术做一个临床实验的想法，结果是他们同意并资助了我100套MBT矫正器。于是，我从1997年开始在北京大学口腔医院正畸科开展了一项长达10多年的前瞻性随机临床实验。

（2）前瞻性随机临床实验的意外发现

为了比较拔牙矫治病例关闭间隙是先拉尖牙再内收4颗切牙对支抗保护有利；还是不拉尖牙，直接内收6颗前牙对支抗保护有利，我们首先需要一个最大支抗需求的样本，避免治疗中出现医生主动拉后牙向前丢支抗的情况。于是，我们邀请了两位北京大学口腔医院正畸科的专家对门诊初诊病例进行了筛查，如果两位专家都判断某位初诊患者需要最大支抗控制，则分配给同科室的8位临床主治医师，如果接诊医生也同意专家对患者做出的需要最大支抗控制的判断，则进入下一步——患者知情同意及随机分组。用这一程序我们将 64 名需要最大支抗控制的初诊患者随机分成了两组，一组先拉尖牙，再内收切牙；另一组直接内收 6 颗前牙。在那个年代，种植钉支抗还没有流行，所以最大支抗控制手段都是指口外弓，我们要求每位患者戴用口外弓支抗，如果主治医生认为口外弓还不够强，可以再加上横腭杆。6 年后，我们完成了所有患者的矫治，1 名患者失访，所以我们对 63 名患者进行了统计分析，结果显示这两组磨牙向前移动的量，或者说支抗丢失量并没有差别。于是我们将两组合并在一起，发现在这个样本中每位患者的支抗丢失量的频数分布图呈现了一个正态分布，这是随机事件的一个特征——如果这一特征在反复抽样中重复出现，我们就可以推测影响支抗丢失的因素可能很多，按照中心极限定理推断不会少于 20 个，而且没有某个独立影响因素能起决定性的作用。正畸医生可能马上想到的一个例外是支抗中的"核武器"——种植钉支抗，让我们做一个思想实验，如果上切牙牙根腭侧只有 2 mm 的骨松质，对于一个没有拥挤但有 9 mm 深覆盖的上颌前突病例，拔除双尖牙后每侧能提供 7 mm 间隙，如果用种植钉支抗一点都不让上磨牙前移，那切牙可以内收 7 mm，达到正常覆盖，但此时牙根将有 5 mm 移到牙槽骨骨皮质之外，这个显然不利于牙周组织的健康，所以种植钉支抗会受到前部牙槽骨边界的限制，也不能成为独立起决定性作用的影响因素；更进一步，如果这位患者下颌骨向前长了 5 mm，那这位患者的切牙实际上只需要内收 2 mm 就能达到正常覆盖，那我们后期还需要拉双侧磨牙向前 5 mm，那这两颗钉子就白打了。当这种互相制约的影响因素很多，以至于哪个因素都不能单独决定最终结果时，支抗丢失量呈现正态分布也就不难理解了。回到上面的数据，第二个让我们意外的是 63 个病例的支抗平均丢失量达到 4.3 mm，远远超过了最大支抗定义的 1/3 双尖牙拔牙间隙（约 2.3 mm），那多出来的 2 mm 是哪里来的呢？由于我们在随机分配时设定了两个分层因素——年龄和性别，于是我们对这两个分层因素进行了对比，结果发现男性患者比女性患者支抗丢失更多，生长高峰期前开始治疗的比生长高峰期后开始治疗的患者支抗丢失量更大，提示我们这多出来的 2 mm 似乎与患者的生长有关。当我们把这个研究结果发表在 AJO-DO 上后，立即收到读者的猛烈抨击，其中一篇以 "The apple of Sir Isaac Newton（牛顿先生的苹果）" 为题发表在 AJO-DO 的读者反馈里，大意是说如果牛顿听到这个结论一定会十分惊讶于我们发现了苹果从苹果树上掉下来的原因不是苹果的质量，而是苹果的颜色或苹果树的年龄。这是一个很有代表性的意见，足以反映机械论世界观对正畸医生的影响有多深远。AJO-DO 主编看到这个反馈意见后邀请我写了一个对读者意见的回复，我摘录其中一段如下：

Orthodontics and classical Newtonian mechanics both deal with forces，but the targets to which the forces are delivered differ substantially.The specialized mechanics we use in orthodontics is called "biomechanics" because the response to the forces we apply is dependent not only on mechanics per se，but also on the physiologic reaction of the individual patient at the specific sites of force application...

注：正畸学与经典的牛顿力学都与力打交道，但力作用的对象是截然不同的，正畸学中的力学被称为"生物力学"，原因是受力对象对于力的反应不仅与力本身有关，还与受力部位个体的生理反应有关。

从此，我们课题组开始了生理性支抗控制的研究。

（3）生理性支抗控制认知模型的建立

如果跳出机械性支抗认知模型，不把矫正器的机械力看作支抗丢失的唯一原因，那还有哪些因素会影响到支抗磨牙的位置变化呢？让我们以上颌第一磨牙为例说明其他生理性因素的影响。

① 上牙列对下颌生长的代偿

颅面生长发育规律告诉我们，人体出生后下颌骨的生长量大于上颌骨，而且下颌骨生长停止的时间晚于上颌骨，那为什么远中关系的Ⅱ类𬌗并没有随着下颌骨的生长自己变为中性关系的Ⅰ类𬌗；而中性关系的Ⅰ类又不会随着下颌骨的生长自己变为

Ⅲ类𬌗呢？美国著名临床研究专家 Johnston 教授通过对 Bolton 颅面生长发育中心纵向样本的测量研究，发现这其中的奥秘在于上磨牙在下颌骨的生长发育过程中并不是静止不动的，而是也在跟着下颌骨不断向前移动，其近中移动量约等于在矢状方向下颌骨超过上颌骨的生长量。Johnston 测量的是上磨牙近中邻面接触点的位移，没有告诉我们牙齿的移动方式；我们课题组测量了上磨牙的角度，发现随着下颌骨的生长，上磨牙在不断前倾。通过上面的两项研究，我们可以清楚地看到上磨牙对下颌骨生长代偿的移动方式是不断前倾，这让我们上一个前瞻性随机临床实验发现的生长高峰期前开始正畸治疗的患者支抗丢失量大于生长高峰期后患者的结论得到了一个合理的解释，就是在正畸治疗中上磨牙也没有停止对下颌骨生长的代偿，因此我们测量出来的治疗前后磨牙总的支抗丢失量里包含了除矫正器上的力造成的磨牙前移之外的一个前移量，这个前移量的大小与下颌骨生长相关。于是，我们在国际上首次提出了生理性支抗丢失的概念，即拔牙矫治病例治疗前后测量出的磨牙支抗丢失量是由两部分构成的：一部分是由矫正器的机械力造成的，我们叫机械性支抗丢失；另一部分是由患者自身生理性因素决定的，我们叫生理性支抗丢失。用我们北京大学口腔医院正畸科颅面生长发育中心收集的中国青少年纵向生长发育样本的测量结果显示：男性生长高峰期（13～15岁）上颌第一磨牙近中移动量每年平均为

（1.34±0.89）mm，近中前倾量为2.52°±1.34°/年；而女性生长高峰期（10～12岁）上颌第一磨牙近中移动量每年平均为（1.19±0.48）mm，近中前倾量为3.73°±2.36°/年。这提示我们，即使没有矫正器上的力，上磨牙按平均2年的疗程计算也会向前移动超过2 mm以上，这也就不难解释为什么我们的前瞻性随机临床实验发现上磨牙平均支抗丢失量达到（4.3±2.1）mm，远远大于传统最大支抗定义的磨牙前移量不超过双尖牙拔牙间隙的1/3或1/4。我们推测，这个定义也许源自正畸医生对成年人拔牙矫治样本的临床观察。

进一步分析上磨牙对下颌骨代偿的机制，我们认为这个生理性的因素应该与咬合力和牙齿萌出力相关。按照Björk的金属标记钉生长发育样本的研究，下颌骨的金属标记钉连线逆时针旋转了7°（虽然MP平面仅旋转了4°，因为下颌骨下缘有骨表面吸收和沉积）；而上颌金属标记钉连线仅旋转了2.8°（图52），下颌骨的生长旋转量远大于上颌骨。这就意味着，如果上磨牙不萌长，后牙就会逐渐脱离咬合接触，原先的生理性的牙齿萌出力与咬合力之间的平衡就被打破了，后牙就会进一步萌长而维持咬合功能。但如果上磨牙仅仅表现为垂直向萌长，没有角度变化，则会由于下颌骨旋转大于上颌骨而使上下磨牙的咬合角度发生改变，新的咬合角度有可能给上磨牙一个向前的咬合分力（图52），而使上磨牙前倾。可见，生理性支抗丢失的原因也与力有关，只不过它是我们以前不太关注的生理力。

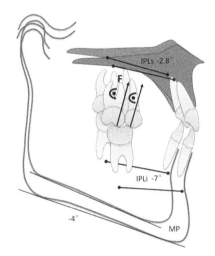

IPLs 代表上颌金属标记钉连线；IPLi 代表下颌金属标记钉连线；MP 代表下颌平面。图中数据引自 Björk 经典文献。

图 52　下颌旋转明显大于上颌旋转，导致上磨牙伸长并前倾代偿的力学分析
（彩图见彩插 23）

② 牙弓 Spee 氏曲线的生长变化及整平 Spee 氏曲度的影响

Spee 氏曲线可以看作是由颊侧每颗牙牙尖或𬌗面的连线所构成的，早在 130 年以前，Spee 医生就发现上颌的 Spee 氏曲度在牙列生长发育的过程中是逐渐变小的，从几何学角度，我们可以推断上后牙逐渐前倾时，后牙段的 Spee 氏曲度会越变越小（图 53），这和我们上面介绍的上后牙对下颌骨的生长代偿的变化趋势是一致的；相应的尖牙和第一双尖牙则可能会逐渐后倾，我们用美国金属标记钉纵向生长发育样本头颅斜侧位片的测量，证实了上述推断（图 54）。如果自然牙列是一个曲线，正畸医生用直丝弓去整平殆曲线就意味着将牙齿在这条曲线某一点的切线上将牙齿排齐了。在直线上排齐牙齿和在曲线上排齐牙齿其占用空间显然是不一样的，在这个问题上，正畸医生都知道整平下颌的 Spee 氏曲度需要额外的间隙，但却常常忽略了整平上颌的 Spee 氏曲度存在同样的问题，事实上，部分正畸医生可能根本就没有意识到上颌 Spee 氏曲度的存在，因为它被叫作另外一个名字——补偿曲，正畸教科书里只教给学生如何测量下牙弓的 Spee 氏曲度，似乎无人关心上牙弓的补偿曲，而这恰恰会影响我们对上牙列的间隙分析和支抗强度的判断。如果把殆平面的变化趋势加进去一起考虑，传统的静态的间隙分析和本书提倡的动态的间隙分析显然不在同一个参照系里。

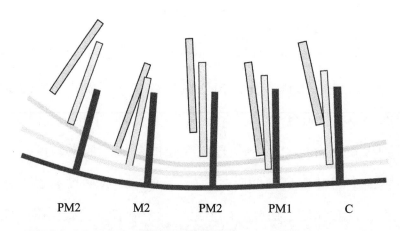

PM2　　M2　　PM2　　PM1　　C

图 53　用竖条代表颊侧观从尖牙到第二磨牙的牙长轴，随着 Spee 氏曲度减小，上磨牙（M2、M1）牙长轴逐渐前倾，而尖牙和双尖牙（C, PM1、PM2）逐渐后倾
（彩图见彩插 24）

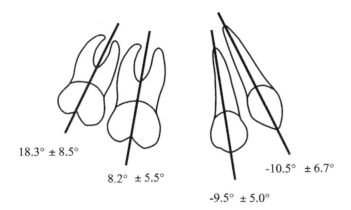

18.3° ± 8.5°

8.2° ± 5.5°

-10.5° ± 6.7°

-9.5° ± 5.0°

图54　用美国金属标记钉纵向生长发育样本的研究显示，8.5岁～16.0岁，上颌第一磨牙平均前倾了8.2°，上尖牙平均后倾了10.5°。这个研究也提示我们每颗牙都是运动的，而不是静止的

● 机械性支抗认知模型里的间隙分析

在这个认知模型中，因为默认牙齿没有矫正器的作用力是不动的，所以当我们说磨牙向前的移动量不超过双尖牙拔牙间隙的1/3时，我们默认治疗前后是在相同的参照平面上的，如果要做牙齿可视化移动计划，我们也会假设治疗前后参照的是同一个殆平面（图47）。

● 生理性支抗认知模型里的间隙分析

在生理性支抗认知模型里，治疗前的殆平面和治疗后的殆平面是不一样的，因为随着下颌骨的生长旋转，殆平面也会因为上后牙的代偿性萌长而逆时针旋转，所以治疗后的殆平面跟治疗前的殆平面是两个不同的参照平面（图55），按照勾股定理，我们不难分析出治疗后的殆平面上能提供的排牙空间更少，而如果我们阻止𬌗平面变缓的速度，不整平后牙的 Spee 氏曲度，排牙的空间就会不一样。我们课题组曾经测量过整平上颌全牙弓 Spee 氏曲度和整平上颌后牙段（指从尖牙到第二磨牙）Spee 氏曲度对牙弓长度的影响，发现整平后牙段对牙弓长度的影响占整平全牙弓对牙弓长度影响的 78%，也就是说，整平后牙段的 Spee 氏曲度会占用拔牙间隙。

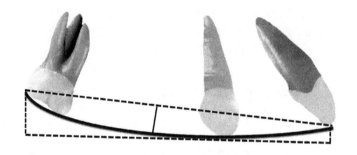

红色曲线代表治疗前上牙弓 Spee 氏曲深度，其弦长代表以切牙和磨牙构成的上颌全牙弓𬌗平面，正畸医生在治疗前自己指定的某个𬌗平面上分析牙弓间隙，但𬌗平面会随着下颌骨的旋转及治疗策略不同而变化，所以治疗后的𬌗平面与治疗前的𬌗平面往往不是同一个参照平面，治疗前后总的牙弓间隙量是不同的。

图 55　治疗后的𬌗平面跟治疗前的𬌗平面是两个不同的参照平面（彩图见彩插 25）

可见这两种不同的认知模型会得出不同的间隙分析结果，也必然会影响支抗控制的设计。那么对于带有 Spee 氏曲度的上牙弓，如果我们用直丝去整平它，牙齿会在曲线的哪一条切线上排齐呢？这个取决于哪颗牙的支抗强。假设我们在第二磨牙牙根上打上两颗种植钉（注意，在临床工作中，没有正畸医生会这样做），一根直丝入槽，所有的牙齿都会在由第二磨牙决定的𬌗平面上排齐（图 56）；如果我们在第一磨牙牙根上打两颗种植钉呢？所有牙齿必定会在由第一磨牙决定的殆平面上排齐（图 57），可见支抗最强那颗牙的轴倾度会决定牙列最终在哪个参照平面上排齐。如果没有种植钉，哪颗牙的支抗最强呢？显然是最粗壮的第一磨牙。那么，第一磨牙的轴倾度在直丝弓矫正器里受哪些因素的影响呢？

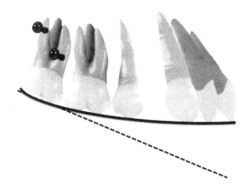

图 56　当上颌第二磨牙的支抗最强时，直丝弓整平上颌 Spee 氏曲度的结果将是所有牙齿在以 M2 决定的殆平面上排齐（彩图见彩插 26）

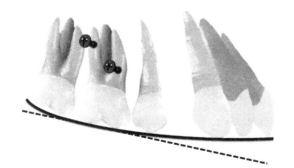

图 57　当上颌第一磨牙的支抗最强时，直丝弓整平上牙弓的结果将是所有牙齿都在以 M1 决定的殆平面上排齐（彩图见彩插 27）

● 上尖牙垂直向位置的影响

上尖牙是上颌第一磨牙前方最后替换的一颗牙齿，意味着只要是牙量大于骨量的病例，尖牙空间是最容易被其他先于它萌出的牙齿侵占的，所以临床上看见的拥挤病例尖牙常常无法萌出到殆平面水平，对于这种情况，如果用一根直丝入尖牙托槽和磨牙 0° 颊管，磨牙必然会受到一个前倾力矩。颅面生长发育研究告诉我们，上磨牙即使没有受到任何矫正器的力，也会随着下颌骨的生长而逐渐前倾，因此尖牙低位错殆在直丝弓的作用力下会加快上磨牙的前倾（图 58）。

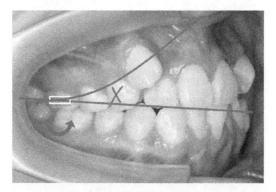

图 58　临床最常见的拥挤病例，拔除双尖牙用直丝弓排齐时，尖牙垂直向位置会导致上磨牙前倾（彩图见彩插 28）

● 整平 Spee 氏曲度的影响

由于天然牙列存在 Spee 氏曲度，所以当一根直丝入上切牙托槽时，磨牙就会受到前倾力矩，对于拔除双尖牙矫治的病例来说，就会很容易出现上磨牙前倾的现象（图 59）。

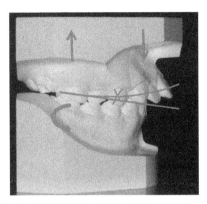

图 59 上牙弓前突拔除双尖牙矫治的病例，由于 Spee 氏曲度的存在，直丝弓入前牙托槽时，上磨牙就会受到前倾力矩

● 分差力矩的影响

如果尖牙初始角度表现为明显后倾，按照分差力矩原理，尖牙将占据主导力矩，磨牙是 0° 颊管时，相当于 Burstone 第三类的力系统，磨牙将受到前倾力矩（图 60）。

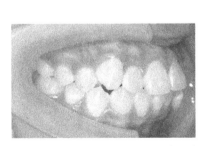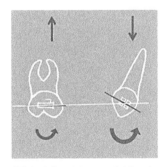

图 60 尖牙或双尖牙后倾时，磨牙将受到前倾力矩（彩图见彩插 29）

● 尖牙向后结扎的影响

在 MBT 直丝弓排齐阶段，我们经常会采用尖牙向后结扎的方法来解除前牙拥挤，由于此阶段使用的是细镍钛圆丝，插入

相对粗的方丝颊管中时，磨牙几乎受不到任何控制力，大的余隙会允许磨牙自由前倾。Irvine 等的前瞻性随机临床实验研究显示，尖牙结扎会引起具有统计学及临床意义的后牙支抗丢失。

上述种种情况在现代直丝弓第一期排齐牙列阶段经常会碰到，因此我们在不知不觉中就导致了第一磨牙的前倾，当第一磨牙前倾后，随着弓丝越换越粗，牙齿将沿着第一磨牙方向决定的𬌗平面越排越齐，注意此时𬌗平面与上颌平面（PP 平面）的夹角是变小的，那𬌗平面角度变小对牙弓间的关系会造成什么影响呢？按照 Braun 和 Legan 的研究，上牙弓整体的阻力中心位于第一双尖牙根方，因此当上颌𬌗平面沿着阻力中心逆时针旋转时，磨牙颊尖前移（图 61）。他们的研究结果显示，上𬌗平面每向前旋转 1°，上下磨牙的远中关系就会增加 0.5 mm，因此会增加远中错𬌗矫治的难度。

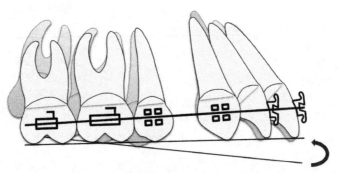

图 61　𬌗平面角度变小会增加磨牙远中关系（彩图见彩插 30）

③磨牙后部空间的影响

从上磨牙对下颌骨生长代偿的角度变化，我们已经知道了上磨牙在做倾斜移动，如果我们再进一步提问，这个倾斜移动是简单倾斜移动，还是控制的倾斜移动，还是伴有整体移动的倾斜移动呢？这就得看上磨牙根尖是怎么动的了。如果上磨牙牙冠近中移动的同时，根尖向相反方向移动，就是简单倾斜移动；如果根尖不动，就是控制的倾斜移动；但按照中国青少年颅面生长发育样本的测量结果，上磨牙根尖也发生了少量近中移动，这就意味着根尖水平也有某种生理性的力量在发生着作用。那会是什么？我们首先想到的是第二磨牙或第三磨牙牙胚的萌出力，但这个力量我们没法测量，因此，我们考察了一个间接的指标，就是第一磨牙后部空间的大小。它的测量方法是我们用 PNS 点和A 点的连线作为上颌基骨的长度，用上第一磨牙根尖点做基骨长度的垂线，垂足点到 PNS 的距离占基骨长度的百分比代表了上第一磨牙后部空间占基骨长度的比例。如果这个比例越小，代表上第一磨牙的后部空间越小。有意思的是，我们的研究发现，治疗前磨牙后部空间越小的病例，治疗中磨牙前移的量越大；而治疗后，无论是采用了强支抗、中支抗、弱支抗矫治的拔除双尖牙的病例，磨牙后部空间所占基骨长度的比例都趋向于相似，约占 56%。这似乎提示我们上第一磨牙在矢状方向上有一个生理性的平衡区域，也就是说，我们的支抗控制效果还可能受到这个因素的影响。当然，这目前最多算是一个假说，还需要更多的正畸临床研究来证实或证伪。

④上磨牙自由漂移的规律

牙齿缺失以后，其近远中的牙齿都有向缺牙间隙方向倾斜移动的趋势，这个现象被称为牙齿的自由漂移。亚历山大技术中试图利用这种自由漂移来自动解除前牙的拥挤，因此提出对拔除4颗双尖牙的病例只粘上半口矫正器，先不粘下半口矫正器，让下尖牙自动向双尖牙拔牙间隙漂移来解除切牙拥挤。然而，我们观察到，在下尖牙自由漂移解除前牙拥挤的同时，下后牙也在向近中漂移，而在很多情况下，磨牙近中漂移可以看作是一种生理性的支抗丢失。因此，我们对上磨牙的自由漂移进行了研究，我们收集了 45 例拔除第一双尖牙的病例，平均年龄（17.04±5.14）岁，在拔牙后至上固定矫正器之间的每个月制取石膏模型，并用三维扫描仪将石膏模型转变为三维数字化模型，在我们课题组早期用种植钉样本研究得到的上腭稳定区域重叠后，测量上磨牙三维方向的位置变化，结果显示，上磨牙发生了有统计学意义的前倾和近中移动及腭向倾斜移动，其速率平均为：前倾，$1.127°±1.389°$/月；近中移动，（$0.386±0.430$）mm/月；腭向转矩，$0.557°±1.982°$/月；腭向移动，$-（0.076±0.209$）mm/月。除了近中倾斜移动外，上磨牙还表现为少量的近中腭向扭转，但因为本研究的观察期限仅为 6 个月之内，所以上述变化没有表现出统计学意义。进一步研究拔除第二双尖牙的病例，上磨牙的近中腭向扭转则表现出了统计学意义的改变，速率为 0.532° ±0.585° /月，因此我们可以判断上磨牙生理性支抗丢失的类型是近中倾斜移动、腭向倾斜移动及近中腭向扭转。虽然从每个月的变化量来看，数值好像都不大，但 6 个月下来，拔除第一双尖牙的病例上磨牙平均前倾了 5.150° ±3.823°，前移了（1.620±0.861）mm；而拔除第二双尖牙的病例上磨牙平均前倾了 7.987° ±2.542°，前移了（2.605±0.693）mm，明显大于生长代偿产生的上磨牙前移量。可见，上磨牙的自由漂移也是生理性支抗丢失的一个重要影响因素。

⑤生理性支抗认知模型的意义

以上是几个对正畸医生来说相对直观，或者说有可能直接加以利用的一些生理性因素，还有很多我们难以直接利用，或者本身并不能单独发挥作用，而是当我们用直丝弓后有可能造成的一些影响因素，如后牙萌出高度相对大或尖牙低位等情况下，第一根镍钛弓丝入槽的排齐阶段，就已经可能加速了磨牙的前倾。这样的影响因素很多，而又没有一个单独因素能起决定性作用时，支抗丢失的影响就不应该是一个单因素的机械性模型，而应该是一个多因素的生理性模型。我们今年毕业的研究生完成的毕业论文显示，影响上磨牙支抗丢失的因素的确不少于 20 个，种植钉支抗自然也进入了回归方程，但它的影响并不比生理性因素大，口外弓支抗的影响就更弱。这个结论如果用机械性一元决定论的认知模型是难以理解的，毕竟谁都知道口外弓的力比口内矫正器的力大，种植钉可以提供 24 小时的无支抗负担的持续作用力，而且这个力可以大到超过分差力原理担心的重力会让后牙前移的那个力值，其实这才是正畸医生用种植钉支抗时心里想要的力值，因为如果正畸医生想要轻力，分差力原理说磨牙在轻力作用下不会前移。所以打上种植钉支抗实际是让正畸医生吃了一颗定心丸，正畸医生此时想的是"这时我想用多大力就用多大力，想把前牙往回拉多少就拉多少"。但只要有生理性边界的限制，我们就不能指望完全用机械力来决定切牙和磨牙的最终位置，或者说不是单一因素可以决定最终支抗丢失量的；只要有下颌骨生长发育，我们就很难预测到底要多强的支抗才能满足治疗需求。可见当我们换了一个支抗认知模型后，我们对正畸诊断和治疗的认识就会产生变化。拿上颌第一磨牙的支抗控制为例，当我们知道了上磨牙不是静止不动的，而是随着下颌骨的生长逐渐前倾代偿的，就意味着对于下颌骨尚未完成生长发育的病例，上磨牙是处于相对后倾的状态，如果我们能设法维持这个状态，即不让上磨牙随着下颌骨的生长而前倾，或者说阻断了这个代偿过程，那么在正畸进展到最后内收前牙关闭间隙阶段时，上磨牙就处于相对后倾的角度，从而达到类似于 Tweed 支抗预备的效果。可见，对牙齿生物学行为的认识会改变正畸矫治技术，让我们的正畸诊疗水平上升到一个新的台阶。

14. 四维正畸新范式

当我们意识到牙齿不是不动的，只是动得比较慢，但在平均2年的疗程内，牙齿的移动量是显著的，或者说相对于正畸治疗引起的牙齿移动量是不容忽视的时候，正畸的诊断、矫治目标、矫治设计、矫治技术就应该从传统的三维模式向四维模式转换。

（1）重新定义正畸力的作用

当我们把"三维正畸＋生长发育"这种对正畸治疗的认知模型真正融合为四维正畸认知模型以后，每颗牙齿在每个时间点的状态就是不一样的了，按照 AJO-DO 主编 Behrents 的研究，即使在成人期颅面部仍然在发生增龄性变化，虽然在这个方向上我们目前研究得相对少，但随着成人矫治病例的增加，正畸影像学测量的精确度及敏感度的提高，我们对成人在时间这个维度的变化规律会有更深入的了解。但目前，至少在生长发育期，我们明确地知道每颗牙齿都伴随着颌骨的生长在发生三维方向的位置变化，这个变化不是跳跃性的，而是缓慢并持续发生的，所以它是一个慢变量。如果承认牙齿的初始状态不是静止的，而是运动的，那我们就应该重新定义正畸力的作用：正畸力并不是让牙齿运动的原因，正畸力其实是改变牙齿运动状态的原因。

在四维正畸学中，上下颌骨三维方向的生长差异导致了上下牙列不同的代偿特征，在目前这个阶段，我们研究得比较清楚的是上磨牙，由于正畸影像资料被研究得最多的是头颅侧位片，所以我先以上磨牙在矢状方向和垂直方向的生长与代偿特点来描述它的临床应用。

① 矢状方向

对中国青少年颅面生长发育纵向样本的研究显示，在 10～15 岁这个年龄段，上颌第一磨牙平均前倾了 10.97°　±3.40°，每年平均前倾 2.2°；其近中颊尖平均前移了（5.70±1.31）mm，每年平均前移 1.1 mm。这种前倾与前移表现了一定的生物节律及性别差异，即女性在 10～12 岁最快，平均每年前移了（1.19±0.48）mm；男性在 13～15 岁最快，平均为每年前移了（1.34±0.89）mm。据此我们可以估计恒牙初期的患者每年上磨牙生理性支抗丢失量平均为 1.1 mm，生长高峰期和水平生长型患者会更多。注意，这也意味着，2 年的平均疗程下来，即使没有矫正器的力量，上磨牙的支抗丢失量就可以大于一颗双尖牙拔牙间隙的 1/4～1/3。上磨牙前倾的角度每年在 2.2°，高峰期患者 2 年下来上磨牙会因生长而前倾 5°～7°。如果把最佳自然𬌗六标准对成人牙齿角度测量的 0° 作为生长结束时的上磨牙轴倾度，按照每年 2°动态后推，成人以 18 岁为标准，那一个 13 岁左右的青少年患者上磨牙可能是 -10° 左右的后倾状态。在三维静态认知模型中，因为忽略了这个 10° 的动态变化，所以直接把磨牙颊管的角度设计为 0° （最终状态），不难想象，此时用一根直丝入槽，上磨牙立刻会受到一个 10° 前倾的力矩，因此必须要有支抗辅助措施，如口外弓或种植钉支抗的帮助，否则前倾 10° 就会产生相应的支抗丢失量。如果我们假设牙齿移动的形式是以磨牙近中根尖为旋转中心、上磨牙平均长度 19.7 mm 为旋转半径，可以推算出牙冠将前移 3.4 mm，几乎是一颗双尖牙拔牙间隙的 1/2！当然，磨牙的实际移动要比这个数学推算复杂，让我们看看真实世界里牙齿是怎么运动的。

先看看金属标记钉重叠的上磨牙运动方式，图 62 是美国金属标记钉纵向生长发育样本显示的 8.5 ～ 15.5 岁样本上磨牙平均生长变化，其中角度变化用磨牙近中颊尖与近中根尖的连线表示，在 8.5 岁磨牙的初始角度与 15.5 岁的终末角度之间的两条未画牙齿的磨牙长轴分别代表的是 10.5 岁和 12.5 岁时磨牙的轴倾角；横坐标代表 Downs 殆平面，坐标上的标尺每格代表 2 mm。可见，磨牙自然的运动方式是向下向前逐渐前倾，与中国青少年颅面生长发育样本的研究结果类似，根尖点向前的移动量远小于颊尖点。如果我们暂时不考虑垂直方向的生长量，在矢状面可以简化为少许的整体前移加明显的近中倾斜，数学公式只能推算倾斜移动造成的近中颊尖的前移量。那如果是戴用了直丝弓矫正器以后呢？现代直丝弓是用牙列生长发育结束阶段测量出的角度为标准预置在托槽和颊管中的，打一个直观的比喻，相当于在图 62 最后一个年龄段测量出的角度，如果以 0° 为标准制作了颊管，然后粘在图 62 的初始年龄段的磨牙上，这时磨牙显然是后倾的角度（如果按照每年 2° 反推，应该是 −14°），然后用一根平行于 Downs 𬌗平面的直丝入管，磨牙必然受到前倾力矩而发生近中倾斜移动，这个推断得到了我们的前瞻性随机临床实验的证实，测量显示，该样本的上磨牙平均前倾了 7.2°，即上磨牙也是表现为近中整体移动 + 倾斜移动（图 36），合计牙冠平均前移了 4.3 mm。如果用上磨牙平均长度 19.7 mm 为旋转半径，则 7.2° 的旋转会让牙冠前移 2.47 mm，所以整体移动仅占了 1.83 mm，提示我们如果不让上磨牙前倾，可以节省 2.47 mm 的支抗！这就是为什么在生理性支抗控制的体系中，我们在上磨牙上设计了 −25° 辅管和 −7° 主管的原因（图 63）。这两个角度没有一个是静态的正常值，其中的 −25° 圆管在细镍钛圆丝阶段就开始抵抗上磨牙逐渐前倾的动态变化趋势，根据后倾力矩大小的不同，既可以减慢上颌第一磨牙生理性前倾的速度，也可能完全阻断了上磨牙的前倾，使原本向前、向下的磨牙萌长轨道改变为沿着牙长轴向后向下萌长，如果该患者垂直向生长的潜力足够大，就可能起到推磨牙向后的效果。这就是我说的在四维正畸认知模型中，正畸力并不是让牙齿运动的原因，而是改变了牙齿运动状态的原因；而到了粗丝进入 −7° 颊管时，上磨牙就处于 Tweed 支抗预备好的后倾状态，所以对于拔牙病例来说，在最后关闭间隙阶段，相当于用磨牙的控根移动对抗前牙的倾斜或整体移动。当然因为 Tweed 在上磨牙上的后倾角度是 −10°，所以结束状态是 Tweed 𬌗，而生理性支抗控制技术追求的是上磨牙要排在生理性的 Spee 氏曲线上，所以后倾程度明显小于 Tweed 𬌗的状态；而且根据我们上面的推算，将上磨牙前倾量减少 7°，可以使牙冠向前的移动量减少 2.4 mm，这已经超过了一颗双尖牙拔牙间隙的 1/3！可见，当我们对牙齿移动的认知模型从静态转变为动态之后，矫治理念、矫治技术、矫治器都应该随之改变。

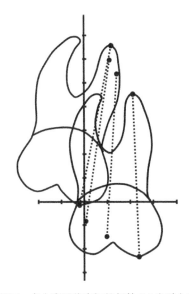

横坐标代表 Downs 𬌗平面，左上磨牙代表初始年龄 8.5 岁时上颌第一磨牙相对于 Downs 𬌗平面是后倾状态，右下磨牙代表最终年龄 15.5 岁时上颌第一磨牙牙长轴略前倾，中间两条牙长轴分别代表 10.5 岁和 12.5 岁时的磨牙平均牙长轴。

图 62　美国金属标记钉纵向生长发育样本显示的磨牙自身运动

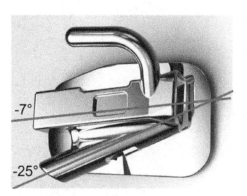

图 63 PASS 系统中的 XBT 颊管由 −25° 的细圆管和 −7° 的方管组成（彩图见彩插 31）

现在我相信你能够理解我说的四维正畸与"三维正畸 + 生长发育"矫治模式的区别了。生理性支抗控制体系实际上并不只是在上颌第一磨牙上设计了抵抗上磨牙前倾的角度，而是在每颗后牙都设计了后倾角（图 64），这个角度是针对所有上颌后牙缓慢前倾动态趋势设计的，它第一次把时间维度这个慢变量考虑到了固定矫正器的角度设计中，也可以理解为把传统 I 期治疗的咬合跳跃对磨牙关系的改变量细分到每个月的固定矫正器的治疗之中，从而把"三维正畸 + 生长发育"这种矫治模式真正融合成了"四维正畸"矫治模式。从这个角度，可以说 PASS 是第一款四维固定矫正器。

那四维固定矫正器有什么优势呢？答案是——简洁！图 65是一位 14 岁的青少年女性患者，严重拥挤，牙弓宽度略窄，左侧磨牙远中尖对尖，所以是一位安氏 II 类 1 分类亚类患者。这位患者显然需要拔除 4 颗双尖牙才能解除拥挤，而且上颌 2 颗尖牙

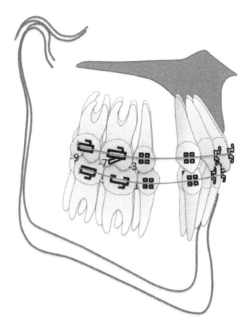

图 64 PASS 在每颗后牙上都设计了后倾角度，以对抗牙列的动态变化趋势，从而达到调控后牙萌长方向的目的，而不是像直丝弓托槽直接预置了最终状态的静态正常值（彩图见彩插 32）

完全被挤到牙弓外，提示我们拔牙后需要强支抗控制，因为一旦磨牙前移，尖牙可能就会没有足够的空间进入牙列。按照传统思路，强支抗意味着口外弓或种植钉，因为我们知道在用镍钛丝排齐牙列阶段，细镍钛丝在颊管中有很大的余隙，对支抗磨牙没有任何控制力；如果为了早期排齐尖牙而将镍钛丝扎入尖牙托槽，则会对磨牙产生前倾力矩（图 58）；如果为了避免上述情况尖牙先不入槽，而是先拉尖牙向下向后移动到接近牙列水平，必然需要采用某种支抗辅助装置来提供拉尖牙的力。那么，如果用四维正畸观怎么解决这些问题呢？

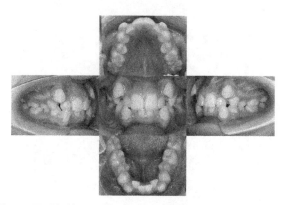

图 65　严重拥挤，Ⅱ类 1 分类亚类病例（彩图见彩插 33）

　　我们先分析一下这位患者需要多强的支抗。对于重度拥挤病例，我们知道只要尖牙入列，不会剩余多少间隙，因此最后关闭间隙阶段对支抗要求并不高，所以这位患者的支抗消耗主要考虑两个来源：第一就是上文所说的排齐尖牙时如何避免磨牙所受到的机械力支抗丢失；第二就是患者自身生理性支抗丢失的潜力。第一条的机械力我们在上文已经分析过了，第二条的生理性支抗丢失潜力该怎么分析呢？让我们看一下这位患者的头颅侧位片及 PASS 头影测量数据（图 66、表 3），该患者的上下颌骨的矢状向及垂直向关系基本正常，切牙突度及倾斜度也在正常范围之内，所以我们需要解决的问题就是拥挤不齐；上颌第一磨牙根尖在上颌基骨的位置 U6a/PA% 为 53.70%，说明其在近远中方向的生长已经超过了基骨长度的一半，生理性支抗丢失的余量不大；上颌第一磨牙、第二磨牙逐渐后倾，所以是支抗预备好的状态，只需要维持住即可，所以生理性支抗控制的潜力良好。于是我们知道，只要克服第一条中所说的机械力对支抗磨牙的不良影响即可。

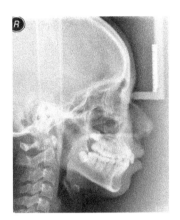

图 66　头颅侧位片

表 3　PASS 头影测量分析法

	均值	标准差	测量值
SNA	82.8	4.0	81.6
SNB	80.1	3.9	77.6
ANB	2.7	2.0	4.0
Wits（mm）	-1.1	2.9	-1.9
PP/SN	9.3	2.4	8.9
MP/SN	32.5	5.2	34.9
MP/PP	27.6	4.6	25.8
FOP/PP	NA	NA	11.0
U1/PP	115.8	5.7	110.4
U6/PP	NA	NA	92.0
U6v/U1v	NA	NA	0.77
U6a/PA%	50%	NA	53.70
L1/MP	93.9	6.2	98.1
U1-AP（mm）	7.2	2.2	9.0
L1-AP（mm）	4.9	2.1	4.9

怎么利用牙列是动态变化的概念来达到我们的目的呢？让我们先看一眼图 54 告诉我们的磨牙及尖牙的运动规律。我们知道上磨牙不受矫正器力的情况下会逐渐前倾，而尖牙在垂直向萌长时会后倾，拔除双尖牙后由于前面介绍的漂移现象，会加速前后牙向拔牙隙的倾斜移动。所以，我们需要的矫正器第一要能阻止磨牙前倾，第二要能引导甚至加速尖牙向拔牙间隙移动。这里请注意四维正畸观与传统正畸观在矫治理念上的差异：在四维正畸观里，我们默认牙齿是运动的，而不是静止的，正畸力是用来改变牙齿运动状态的，而不是引起牙齿移动的。为了实现这个矫治思想，我们采用了 PASS 矫治系统。

先在 4 颗第一磨牙上粘 XBT 颊面管，前 6 颗牙粘 MLF 多态低摩擦托槽，为了描述方便，我还是以上颌第一磨牙为代表分析矫治力系统。如果用常规的 0° 直丝弓颊管，一根直丝入槽，弓丝前端必然在上前牙托槽的𬌗方，向上拉弓丝入前牙托槽，磨牙必然受到前倾力矩；但 XBT 颊管有一个 −25° 的细圆管，一根直丝入这个后倾管时，大多数情况下，弓丝前端会位于前牙托槽的龈方，向下拉弓丝入前牙托槽即会给磨牙一个后倾力矩，产生防止磨牙前倾的效果。但这位患者尖牙位置太高，即使入 −25° 后倾管，弓丝仍位于尖牙槽沟的𬌗方少许，所以我们的第一根镍钛圆丝没有入尖牙托槽，而是轻轻吊扎在尖牙下方，以确保磨牙受到的是后倾力矩，而不是前倾力矩。1个月后，尖牙自行向下向后移动（图67），待尖牙垂直高度下降到弓丝入 −25° 后倾管时尖牙托槽位于弓丝的殆方，弓丝即可完全进入尖牙槽沟。注意弓丝一旦完全进入尖牙槽沟，尖牙处即会产生力矩，但由于上磨牙是 −25° 的后倾管，所以主导力矩在支抗磨牙上，尖牙上的从属力矩在大多数情况下与主导力矩方向一致（参见前面介绍的 Burstone 的 6 个力学分类），因此可以加速尖牙的后倾漂移趋势。4 个月后，4 颗尖牙自行进入第一双尖牙拔牙间隙（图68），粘下颌第二双尖牙及第二磨牙。5 个月后粘上颌第二双尖牙和第二磨牙（图69）；一旦粘完第二双尖牙托槽和第二磨牙颊管，弓丝进入第一磨牙的 −7° 主管，此时上颌第二双尖牙是 −3° 后倾，上颌第二磨牙是 −9° 后倾，都在对抗后牙生理性的近中倾斜趋势，弓丝越换越粗，后倾力矩也会越来越大，生理性支抗丢失的量就会得到有效控制，最后用不锈钢丝配合颌间牵引调整咬合关系，13 个月完成全部治疗（图70）。

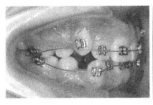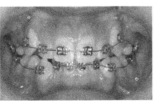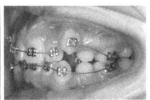

图67　0.014" 细镍钛圆丝吊扎尖牙，1 个月后，尖牙向殆向及远中移动（彩图见彩插 34）

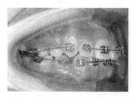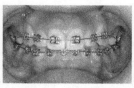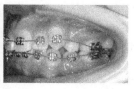

图68　4个月后，4颗尖牙自行进入第一双尖牙拔牙间隙，粘下颌第二双尖牙托槽和第二磨牙（彩图见彩插35）

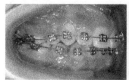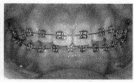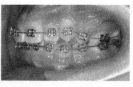

图69　5个月后粘上颌第二双尖牙和第二磨牙，换0.016"NiTi丝，入第一磨牙的-7°方管（彩图见彩插36）

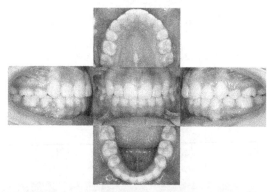

图70　13个月完成正畸治疗，牙齿排列整齐，覆盖覆𬌗正常，牙弓宽度正常，双侧磨牙中性，咬合关系良好（彩图见彩插37）

治疗后头颅侧位片显示切牙突度有所减小（图71），上牙弓保留了生理性的Spee氏曲度，重叠图显示上下颌骨少许向前生长，上下磨牙支抗都达到了强支抗的控制效果（图72）。大家可以从这个病例看到，四维正畸矫治是通过借助于对矫治有利的牙齿运动（如尖牙自动后移），并阻止对支抗控制不利的牙齿运动（如后牙前倾）来实现矫治目标的，而不是单纯依靠矫正器来移动牙齿。在四维正畸学里，我们对牙齿生长发育规律了解得越多、对口颌系统生理性力的特点了解得越多，我们借力矫治的水平就会越高。

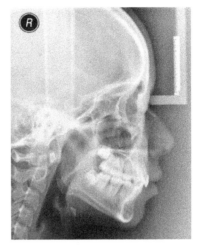

图 71　治疗后头颅侧位片

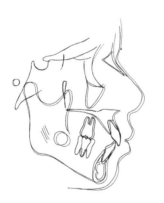 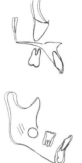

图 72　治疗前后重叠图显示上下颌骨少许向前生长，上下切牙轻度内收，上下磨牙
支抗都达到了强支抗的控制效果（彩图见彩插 38）

②垂直方向

相较于上磨牙矢状方向的前移，其垂直方向的萌出量更加明显，按照我们 2018 年在 AJO-DO 上发表的研究结果（这个研究是在美国带有金属标记钉的头颅 45°斜侧位片上测量的），

8.5～16.0岁，上磨牙垂直向萌出量为（12.1±2.1）mm，平均每年萌出1.5 mm，由于正常萌出方向是向下向前，如果我们改变它的运动状态，不让它向前，而是让它沿着初始那个相对后倾的角度萌长，意味着上磨牙会沿着牙长轴向下向后萌长，这无疑会增加上牙弓的长度，起到类似于推磨牙向后的效果（图73）。对于垂直向生长潜力大的特殊病例，甚至可以达到减小唇突度的效果（图74）。从这个角度讲，垂直方向这个维度的生长变化也可以转化为矢状方向的牙弓间隙。关于四维空间转化的问题，我们在介绍宽度方向的生长发育规律时还会进一步介绍。

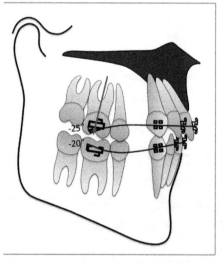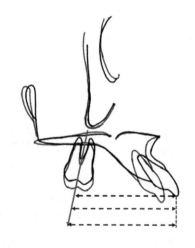

图73　后倾力矩并不能阻止磨牙伸长的代偿性变化，但却可以改变后牙萌出的方向，从向前向下改变为向后向下，从而起到类似于推磨牙向后的效果（彩图见彩插39）

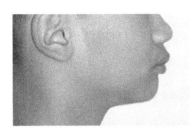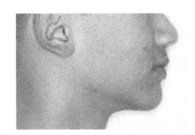
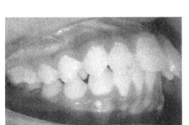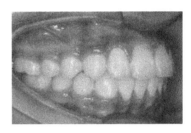

图74　PASS非拔牙矫治，注意治疗后牙长轴的变化及唇突度的减小（彩图见彩插40）

③宽度方向

宽度方向生长发育的经典研究出自美国爱荷华大学颅面生长发育中心，他们的纵向生长发育研究发现，虽然与矢状方向类似，宽度方向上也是下颌骨宽度的生长大于上颌骨，而且下颌骨宽度停止发育的时间也比上颌骨晚，但与矢状方向截然不同的是，下颌骨宽度的增加却并不能增加下牙弓的宽度，为什么会这样呢？

● 上下颌骨宽度方向的生长发育

上下颌基骨宽度的测量通常在头颅正位片上进行（图75），其中上颌骨宽度用左右上颌结节与颧牙槽嵴的交点（Jugale）表示；下颌骨宽度用左右下颌角前切迹点（Antegonial）或下颌角点（Gonion）表示。上颌骨缝的发育，特别是腭中缝发育时，上颌基骨的宽度增加就会带动上牙弓变宽；但下颌骨左右两侧在婴儿出生后1年左右即在下颌联合处发生了融合，之后其基骨宽度的增加主要是下颌骨的表面沉积，而不是左右下颌骨分开，所以只要下颌骨没有停止发育，双侧下颌角处的宽度就会通过骨沉积而不断加

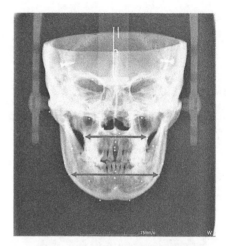

图75 头颅正位片测量基骨宽度

大，因此，虽然正面观患者面下1/3的宽度随着生长发育在逐渐增加，但对下牙弓宽度却没有贡献。基于这个原因，正畸医生通常不会去扩宽下颌骨。但我在美国的导师Baumrind教授对此表示怀疑，因为他用金属标记钉的纵向生长发育样本测量发现，从8.5岁到15.5岁，下颌金属标记钉距离颅面正中矢状面的距离增加了（1.84±2.22）mm，他的测量结果显示左右下颌骨似乎是在以下颌联合处为铰链轴发生了少许的外扩旋转；而随后Solo等用Björk的金属标记钉样本证实了Baumrind教授的发现，Björk的样本显示从7岁到18岁，下颌骨两侧金属标记钉之间的距离增加了（1.60±0.42）mm。这是世界上唯有的两个带有金属标记钉的纵向生长发育样本，这两个研究的结果似乎提示我们下颌联合处虽然融合后不会打开，但有可能在咀嚼肌力的长期作用下

发生少许变形，可是由于这个变形量太小，是否能为临床所用尚不得而知。因此，目前主流的观点是下颌基骨的宽度是无法扩宽的，但上颌基骨却是可以通过在腭中缝处的骨缝生长而变宽的；在腭中缝未完全融合之前，可以通过快速腭开展的方法扩开腭中缝；即使在腭中缝融合后，最新的种植钉支抗式螺旋扩弓器也可能将其强行扩开。

● 牙弓宽度的变化机制

基于上下颌骨宽度生长发育的研究，我们现在知道了，上颌骨宽度的发育会带动上牙弓宽度的增加，而左右两侧下颌骨由于在婴儿期即发生了融合，所以后期下颌角处的宽度增加对下牙弓宽度影响甚微，这就意味着颌骨发育会导致上下牙弓宽度的不匹配。于是，为了维持上下牙弓在颊舌向的尖窝咬合关系，上磨牙就会表现为舌倾代偿，而下磨牙则表现为颊倾代偿。那颌骨宽度发育与磨牙角度代偿的综合结果对上牙弓宽度的影响是什么呢？这里让我用我们课题组对中国青少年纵向颌骨宽度生长发育的研究来说明。

我们的测量结果显示，上颌骨宽度的生长在 14 岁左右达到顶峰，而下颌骨宽度的生长则可以延续到了 18 岁。男性上下颌骨宽度的生长速度大于女性，从 8 岁到 18 岁，男性上颌骨宽度增加了 6.62 mm，女性上颌骨宽度增加了 3.68 mm；男性下颌骨宽度增加了 11.28 mm，女性下颌骨宽度增加了 6.47 mm。可见，男性颌骨宽度的增长大于女性，下颌骨宽度的生长大于上颌骨。牙弓宽度的测量结果显示，上磨牙间宽度增加了 3.16 mm，下磨牙间宽度增加了 1.44 mm；折换成每年的增长速度，则上颌第一磨牙间宽度平均增速为 0.32 mm/ 年（男 0.36 mm/ 年，女 0.27 mm/ 年），下颌第一磨牙间宽度平均增速为 0.14 mm/ 年（男 0.15 mm/ 年，女 0.13 mm/ 年）；测量上下磨牙颊舌向倾斜代偿的表现显示，从 8 岁到 18 岁，上颌第一磨牙腭向直立 7.43°，下颌第一磨牙颊向直立 14.04°，折换成每年的增长速度，则上颌第一磨牙平均腭向倾斜 0.74°/ 年，下颌第一磨牙平均颊向倾斜 1.40°/ 年。我们从上磨牙的代偿规律知道，如果我们在恒牙早期治疗时在弓丝上增加少许扩弓力或减少上后牙的负转矩角，就可能减少上牙弓的腭向倾斜代偿量，从而起到扩弓的效果。这是为什么我们在生理性支抗控制系统中将上第一磨牙的预置转矩角从 MBT 的 −14° 减小到了 −10°，同时也将上双尖牙的转矩从 −7° 减小到 −4°，而尖牙则从 −7° 减少到了 0° 的原因。直丝弓测量的是上后牙逐渐舌倾到最后状态的角度，而 PASS 的设计理念是改变牙齿的运动状态，从四维的角度解释，就是为了减慢或减小任何不利于获得牙弓间隙的代偿性牙移动。如果我们回到支抗控制的目的是为前牙尽量提供牙弓间隙的话，减小后牙腭向倾斜的代偿无疑是从另一个维度获得了矢状方向的牙弓间隙。可见在四维正畸认知模型中，其他三个维度的变化规律都可以被用来满足矢状方向的牙弓间隙的需求。相较于只能依靠矫正器的机械性正畸认知模型，它无疑更具有优势。

● 牙槽骨宽度

上颌牙槽突在冠状面的方向是斜向颊侧生长的，而下颌牙槽突则接近平行生长，因此，上磨牙在萌出过程中是斜向颊侧方向的，这种垂直向的生长有助于上牙槽突宽度的增加。此外，牙槽骨是可以随着牙根移动发生部分改建的部位。综上所述，后牙宽度方向的矫治可以从基骨宽度、牙槽骨宽度、后牙颊舌向角度3个方面入手，但千万不要把宽度方向的错𬌗矫治局限在仅仅从治疗宽度不调的矫治器中寻找答案，四维正畸认知模型告诉我们，宽度方向的问题还可以从矢状方向、垂直方向、时间维度综合考虑矫治方案。

（2）利用四维时空转换矫治错𬌗畸形

至此，我们已经介绍完了上磨牙在四维方向的生长变化规律，实际上不仅是磨牙，每颗牙都在发生缓慢的适应性位置变化，有了这个概念以后，作为临床医生就要转变机械性正畸认知模型中的看见什么治什么的思维，而是要考虑这件事的来龙去脉，不要局限在现有的空间中思考牙齿移动，而是要用动态的眼光，思考有没有利用其他维度变量的可能性。下面让我们用两个病例说明四维正畸思维的临床应用。

图76是一名12岁的男性青少年患者。宽度方向，全牙弓

正锁𬌗、上牙弓宽、下牙弓正常偏宽；垂直方向，骨面型为低角、前牙深覆𬌗；矢状方向，骨面型为Ⅱ类下颌后缩、中切牙舌倾、前牙深覆盖。针对上述4个维度的特征描述，我们应该如何设计治疗方案呢？我们都知道如果上牙弓狭窄，正畸会首选扩弓，而且如果是严重狭窄，我们会希望扩开腭中缝；但对于上颌过宽，我们似乎没有手段去缩窄上颌基骨宽度，只能缩窄上牙弓宽度，但双侧后牙都是正锁𬌗，单纯缩窄牙弓的量够吗？如果用大家熟悉的上牙弓狭窄到后牙反𬌗的情况去类推，后者应该同时有骨性和牙性的扩弓才够，那前者没有了骨性缩弓的量，还有什么办法增加牙性缩弓的量呢？让我们看看其他维度的特征是否可以利用。垂直方向的深覆𬌗和低角，以及矢状方向的下颌后缩都提示我们下颌髁状突生长会增加垂直向高度并让下牙弓前移；再从时间维度分析，这是一名12岁的男孩，颈椎骨龄提示我们该患者即将进入生长高峰，所以上述垂直方向和矢状方向的变化都是可以期待的。从上面介绍的宽度方向生长发育的规律，我们知道上磨牙的代偿规律是腭向倾斜，但后牙正锁𬌗显然不利于这个代偿的发生，所以当务之急是解除后牙的正锁𬌗，交互牵引可以解决这个问题，但减小上牙弓宽度需要间隙，考虑到这是一个切牙舌倾的深覆盖病例，所以我们决定拔除上颌2颗第二双尖牙，好处是这个靠近磨牙的拔牙间隙在解除前牙拥挤后可以最大限度地允许磨牙从比较宽的远中牙槽突移到比较窄的近中牙槽突处，减小上磨牙间宽度；在前牙排齐后我们制作了一个 Activator 功能性矫正器将下牙弓引导到前伸位，脱离后牙正锁𬌗关系，避免下颌骨生长时由于正锁𬌗而推动上牙弓进一步扩宽，而下牙弓在前伸位时相当于将远中最宽的部位前移到与上颌相对窄的部位咬合（图 77），注意，这里我们并没有扩宽下牙弓，而是利用矢状方向的相对位置关系解除了后牙正锁𬌗。我们知道解除正锁𬌗后，上下磨牙的咬合关系会引导上磨牙腭向倾斜代偿，此时增加交互牵引也可以促进这种代偿的发生（图 78）。只要建立了正常的覆盖，磨牙就可以回到正常的代偿机制，这个主要问题解决以后，剩下的就是关闭拔牙间隙，建立后牙尖窝咬合（图 79），治疗结束后牙建立完全远中关系（图 80）。

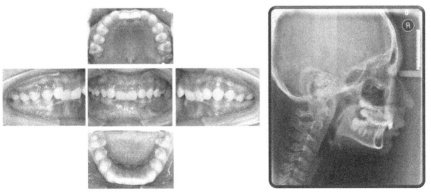

图 76 全牙弓正锁𬌗青少年患者（彩图见彩插 41）

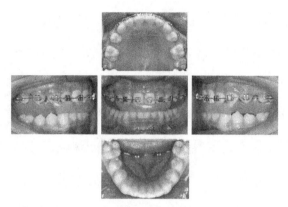

图 77 矢状方向改变下牙弓位置减小了宽度不调（彩图见彩插 42）

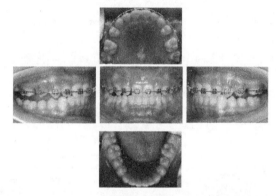

图 78 后牙交互牵引减小正覆盖（彩图见彩插 43）

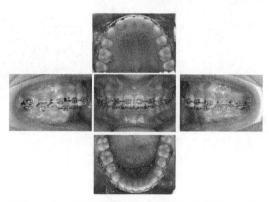

图 79 宽度矫正完成，仅剩拔牙间隙及咬合关系调整（彩图见彩插 44）

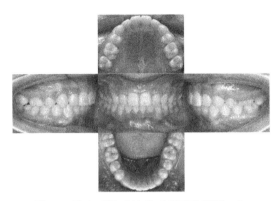

图 80　治疗后牙殆关系（彩图见彩插 45）

治疗前后的上颌模型重叠见图 81，测量牙弓宽度的变化显示上磨牙之间的宽度减小了 10.1 mm，下磨牙间的宽度增加了 6.4 mm。治疗前后的头影测量重叠显示下颌骨明显的垂直向及矢状向生长（图 82）。在这个病例的矫治中，我们虽然没有办法缩窄上颌基骨，也没有办法扩宽下颌基骨，却可以借助于其矢状方向及垂直方向的生长发育来间接地矫正了宽度方向的严重不调。所以当你拥有了四维正畸观后，一个维度的错殆也有可能借助于其他维度的变化来矫正。

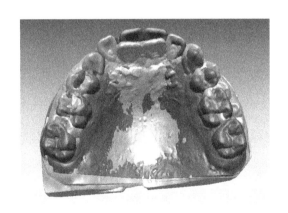

图81　治疗前后上颌模型在硬腭稳定区重叠，显示上牙弓宽度明显减小（彩图见彩插 46）

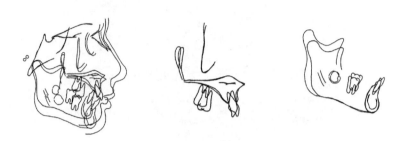

图82　治疗前后头影测量重叠（彩图见彩插47）

让我们再看一个以矢状方向和垂直方向不调为主要问题的病例。图83是一个27岁的成人女性患者，双颌前突，高角病例（MP/SN 43.4°），左侧后牙正锁𬌗，左上后牙伸长至接近下后牙牙龈水平，牙体健康状况差，已经拔除了右上第二双尖牙和右下第一磨牙，左下第一磨牙严重龋坏，右下第二磨牙和第三磨牙已做冠修复。对于这样一个成人病例，我们知道她的生长变量几乎没有了，所以我们更要关注她是如何发展到今天这个状态的，以及如何让这些牙退回到来路上的某个状态。

让我们先从主诉分析，患者主诉嘴前突，头颅侧位片显示双牙弓前突，所以我们知道需要拔牙提供内收前牙的间隙，患者右下第一磨牙已经拔除，左下严重龋坏，所以可以考虑拔除左下第一磨牙，既符合对称性考虑，也为左下磨牙直立提供了最直接可用的空间，而且患者的智齿都已萌出，所以拔除下颌第一磨牙后仍然会有2颗磨牙提供咀嚼功能；患者右上第二双尖牙已经拔除，左上第二双尖牙正锁𬌗，所以拔除它既符合对称性考虑，

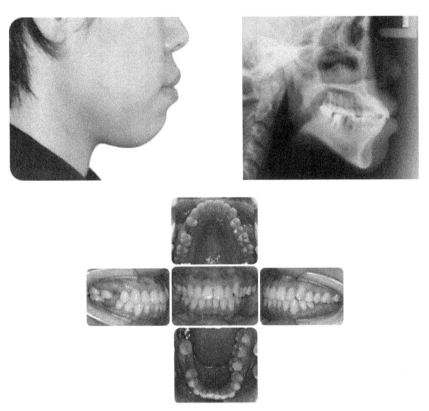

图83　成人双颌前突、高角、后牙正锁𬌗（彩图见彩插48）

也为压低左上磨牙提供了最直接可用的空间。这种拔牙方式虽然不利于支抗保护，但这位患者已经是成人，生理性支抗丢失的潜力很小，只要不让磨牙前倾，切牙控制的倾斜移动就能减小嘴唇突度。而控制的倾斜移动对磨牙支抗的负担并不重，关键是先要建立磨牙的咬合关系，才能用得上咀嚼肌的支抗，在生理性支抗的理论体系中，支抗并不只来源于矫正器上的力，而是要设法利用口颌系统中所有可能用得上的力。从左侧后牙的位置可以诊断是因为左下后牙的舌倾和左上后牙的颊倾导致了正锁𬌗这种宽度方向的畸形，而正锁𬌗又导致了左上后牙的伸长这个垂直向的畸形，所以需要压低并直立颊倾的左上后牙；而舌倾的左下后牙因为没有对𬌗的阻力也有可能像上颌磨牙一样过萌，直立时也需要压低，这些类型的磨牙移动都是种植钉支抗的最佳适应证，所以我设计了左侧上下的种植钉支抗，压低并直立上下磨牙（图 84）。然而，6 个月过去了，上磨牙并没有被压低，于是我让患者去拍了 CBCT，结果发现种植钉支抗不幸打入了上第一磨牙、第二磨牙的腭根及第二磨牙的近中颊根（图 85），这种现象虽不多见，但显然不能再用这些支抗钉了，好在去除种植钉后患者并没有出现牙髓炎症状。没有了种植钉支抗，压低左上后

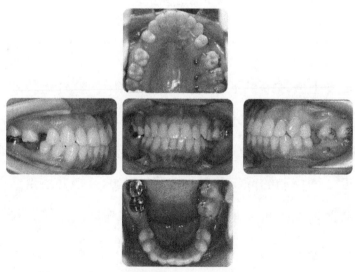

图 84　种植钉支抗压低左侧上下磨牙（彩图见彩插 49）

牙就成了一个很大的挑战，于是我设计了一个以上颌左右第一双尖牙及左上第二磨牙为支抗的铸造腭托，腭托与上腭黏膜之间分开了约 3 mm，以便舌肌上抬时也能起到一定的垂直向支抗作用，这个设计是后来 PASS 系统中舌力介导器 TAP 的原始出处。我在腭托原先腭侧种植钉支抗的部位设计了 3 个钉突（图 86），取代种植钉支抗的作用提供压低磨牙的力。3 个月后，磨牙明显压低，正锁𬌗解除（图 87）。上颌模型重叠显示左上第二磨牙、第三磨牙不仅压低了，而且腭向移动到正常宽度（图 88）。

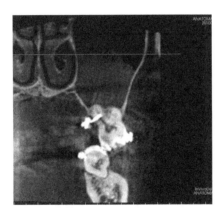

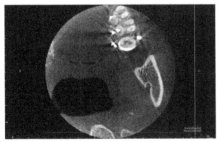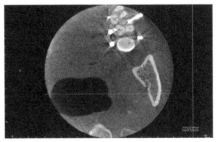

图 85　CBCT 显示种植钉支抗不幸打入了上第一磨牙、第二磨牙的腭根及第二磨牙的近中颊根

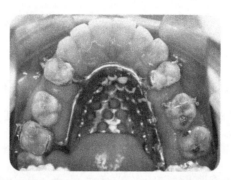

图 86 铸造腭托用右侧第二磨牙、左右第一双尖牙及舌肌作为支抗，在原种植钉支抗处铸造了 3 个钉突取代种植钉（彩图见彩插 50）

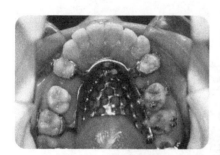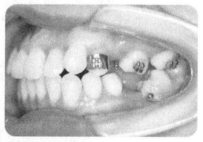

图 87 左侧磨牙压低，同时解除正锁𬌗（彩图见彩插 51）

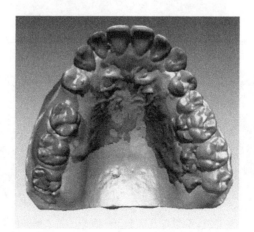

图 88 模型重叠显示左上磨牙压低并腭向移动（彩图见彩插 52）

　　在后牙垂直向及宽度方向的问题解决后，我们就可以进入最后一个维度——矢状方向的矫治了。这个阶段的矫治因为要内收前牙关闭间隙，所以我们拆除了铸造的腭托，以一个用粗圆丝弯制的舌力介导器取而代之，插入颊侧焊有 XBT 颊管的带环舌侧的腭管（图 89），并用结扎丝固定。这种可插式的用弓丝弯制的舌力介导器是为了能调节腭托的坡度，以调节舌肌支抗力的大小和方向，同时也提供磨牙的三维方向控制能力。该患者的左上第一磨牙在矫正正锁𬌗阶段发生了近中倾斜及近中腭向扭转，所以 XBT 颊管的 -7° 后倾主管可以在镍钛圆丝阶段即发挥有力的矫治作用，但舌力介导器如果角度不可调则会影响磨牙角度的调整；但可调节的部位多，弓丝弯制得就复杂，凡事都是有利就有弊。待磨牙完全直立后，上颌用 0.018" 不锈钢圆丝加 Spee 氏曲弓，下颌用 0.018" × 0.025" 不锈钢方丝加少许反 Spee 氏曲弓，配合 Ⅱ 类牵引内收前牙关闭间隙（图 90）。最后调整咬合至尖窝相对关系，完成治疗（图 91）。治疗后患者嘴唇突度明显减小（图 92），正面观唇红美观明显改观（图 93）。

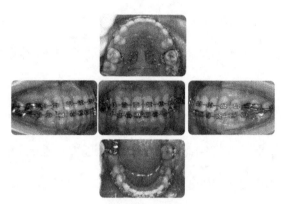

图 89　可调式舌力介导器对上磨牙进行三维方向的控制（彩图见彩插 53）

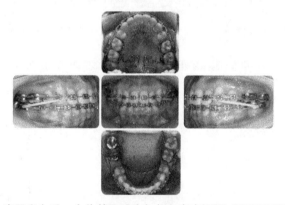

图 90　磨牙直立后，内收前牙减小矢状向突度问题（彩图见彩插 54）

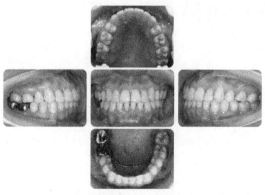

图 91　治疗后牙列整齐，前牙正常覆盖覆𬌗，磨牙建立完全远中关系（彩图见彩插 55）

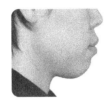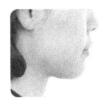

图 92　治疗后嘴唇突度明显减小（彩图见彩插 56）

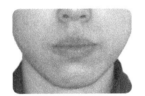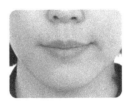

图 93　治疗前后唇红形态的对比（彩图见彩插 57）

（3）转变正畸认知模型的意义

正畸认知模型是我们认识正畸学的一种思维方式，源于我们以往的经验或者借鉴其他领域的真理。正畸学太依赖于力了，所以很容易直接借鉴机械力学的认知模型，如把牙齿移动完全归因于矫正器上的力。但与机械力学不同的是：首先，力并不直接移动牙齿，而是通过一系列生物信号的传递造成了特定部位的骨吸收、骨沉积才移动了牙齿，所以它是一个生物学过程，需要基础研究去揭示其机制；其次，牙齿上并不只有矫正器上的力会引起牙齿移动，前文讨论过的很多生理性的力量都会移动牙齿，如唇颊舌肌的力量、咬合力、萌出力、颌骨生长的力等，需要临床研究去探索其中的规律。所以理解牙齿移动需要的是一个多因素的思维模型，而不是单因素的机械力模型。道理大家都懂，正畸学者在做基础研究时都在用生物学思维，但面对临床问题时立即切换到机械力模型。最典型的就是对支抗的认知，把拔牙间隙人为划分为 3 等份或 4 等份本身并没有错，但因此推测采用力量比较大的支抗辅助装置，磨牙支抗丢失的量就会小于 1/3 或 1/4 双尖牙拔牙间隙则是采用简化的机械力学模型进行的演绎。正畸医生常说的强、中、弱支抗手段并不是临床测量出了所有支抗装置的实际效果以后，把支抗丢失量小于 1/3 或 1/4 双尖牙拔牙间隙的支抗装置划分为强支抗手段，而是用"力"想想就把现有的支抗装置划分为了强、中、弱 3 个等级，并且因为它符合机械力学原理，就认定我们的想法是对的。这显然是一个被简单化了的认知模型，我认为这个简化的认知模型限制了口腔正畸学临床研究的发展。

① 我们为什么热衷于基础研究

除了基础研究能够发影响因子比较高的文章这个对学者来说能彰显学术水平的硬指标及相对容易申请到国家科研经费之外，基础研究可研究的内容非常广泛，因为生物体是复杂系统，它有很多组成元素，每个组成元素的作用是什么？它们之间的相互作用是什么？协同的机制是什么？通过什么信号传导途径介导了这些相互作用？一旦到了细胞、分子水平，医学的分科界限就被打破了，大家可以互相借鉴研究方法，形成一个互相协同的基础研究网络，这无论对研究的发展还是对研究者自身的提高都有重要价值。基础研究对正畸学的意义是毋庸置疑的，我在上文提到的力通过什么信号传导机制造成了骨吸收、骨沉积，最终导致了牙齿移动的机制，这个问题如果能研究清楚，有可能彻底改变正畸矫治牙齿的面貌。

在基础研究的世界里，正畸学者都不会用机械性思维模型，因为微观世界和宏观世界差别太大。但很多学者一旦离开实验室，特别是和矫正器打交道时，就会立刻切换到机械性思维模型，当正畸医生觉得用"力"想想就知道牙齿会怎么移动，自然会得出正畸临床没啥可研究的结论，当机械力学模型可以解释80%以上的临床现象时，大家会觉得已经足够好了，特别是从临床医疗角度，可以满足大多数错殆畸形患者的当下需求，至于牙齿能不能在治疗后把位置稳定住，那毕竟是完成正畸治疗以后的事了。

② 正畸临床研究的思维模型

基础研究虽然重要，但在它彻底改变临床正畸面貌之前，正畸医生还是得依靠矫正器提供医疗服务，所以矫正器和矫治技术才是正畸临床研究的重点。那么怎么才能鉴别一种矫正器或矫治技术好还是不好呢？让我们看看正畸认知模型对临床研究的影响。

如果我们认为机械力是正畸牙齿移动的原因，我们必然关心一种矫正器与另一种矫正器在移动牙齿的效率或效果上有何不同。但医学生在实验室学习到的研究方法都是要严格控制各种实验条件，尽可能排除一切干扰因素，只观察某一个因素，在这里就是不同矫正器会产生什么不同的影响。因此实验样本的选择就会考虑控制年龄、性别、种族、错𬌗类型等，但年龄相同的生长发育阶段未必相同呀，那就再挑骨龄相同的；性别相同的胖瘦也未必相同呀；种族相同的体格也未必相同呀；安氏Ⅰ类的患者垂直向骨面型也未必相同呀；拥挤度也未必相同呀；牙齿大小也未必相同呀；牙弓宽度也未必相同呀；牙槽骨丰满度也未必相同呀；咀嚼力的大小也未必相同呀……于是大家一致认为临床研究太不严谨、太不科学了，完全控制不了实验条件，因此也没办法进行一种矫正器和另一种矫正器的比较。那临床医生怎么选择矫正器呢？看市场宣传，国际大品牌自然就占据了先天优势；看专家推荐，那专家的依据是什么呢？当然是——力学原理。因为在机械性正畸认知模型里，用"力"想想就都知道了。的确，矫正器上的力对于懂力学的正畸专家来说都能想明白，最复杂的也不过是我在前文中介绍的分差力矩了，倒不是它有多难，主要是它不太直观。但在正畸学术界，仅仅用力学解释临床现象是远远不够的，记得10多年前我刚加入Orthodontics and Craniofacial Research杂志编委时，当时的主编在编委会上说我们杂志不接受实验室模拟临床情况的力学实验投稿，我当时觉得很惊讶，正畸不就是研究力的学科吗？这些年的正畸临床研究逐渐转变了我的正畸认知模型，从一味关注机械力，转变为关注生理性因素和生理性反应。这个转变对我自己来说是受益匪浅，因为它转变的不仅是专业思想，更重要的是思维方式。其实从国际正畸学杂志不愿意接受实验室力学研究投稿就反映出了正畸学界对患者机体生理反应的重视，但这一思想也显然未被大多数正畸医生接受，当我们第一篇前瞻性随机临床实验发表后，读者回馈的"牛顿先生的苹果"一文就充分展现了机械性思维对正畸医生的影响之深。对于正畸医生来说，治疗的变化都归功于我们手中的矫正器，为了引起正畸主力军——临床医生对生理性因素的重视，我特别提出了"生理性支抗控制"这个名词，它不应该被简单看作是一种矫正器的代号，它倡导的是一个新的正畸认知模型。那怎么能验证这种新的支抗控制理论有没有效呢？

其实我们完全可以采用现代医学的科研方法来研究口腔正畸学，只要把医学中的药或治疗方法改变为"力"或"矫治技术"即可。只是我们的实验要符合既可能得出"是"的结果，也可能得出"否"的结果这一原则。这就意味着我们不能只挑选出成功病例进行测量分析，因为这种研究的结果一定不会得出"否"的结论，也就是说不可能被证伪，这也是为什么回顾性研究在循证医学中的证据等级不高的原因。那怎么样去验证生理性支抗控制系统是否有效呢？最科学的方法就是用它与当前主流固定矫治技术的支抗做前瞻性随机临床实验对比研究，因为这种实验的结果既可能是肯定的，也可能是否定的。做这样的实验设计，对大多数新技术的发明人来说都是一个挑战，因为有 50% 的概率会自己会否定自己。但因为上一个前瞻性随机临床实验让我看到口外弓支抗作用下上磨牙平均前倾了 7.2°，我太想知道生理性支抗控制系统中设计的防止磨牙前倾的 XBT 颊管到底有没有效果，于是我决定设计一个前瞻性随机临床实验来对比 MBT 直丝弓技术与 PASS 生理性支抗控制技术在支抗控制强度上有无差别。实验设计的初衷是对比口外弓支抗与生理性支抗的差别，所以讨论设计时要求的是收集 64 例中度支抗以上的拔 4 颗双尖牙病例（排除弱支抗病例是因为临床上有可能会主动拉支抗磨牙向前），按照中支抗及强支抗等比例随机分配到 MBT 直丝弓组或 PASS 生理性支抗组，分配到 MBT 直丝弓组的强支抗病例采用口外弓控制支抗；分配到 PASS 生理性支抗控制组的，除非出现了支抗失控才可以用种植钉补救，否则不使用任何支抗辅助装置。实验交给当年的高年级博士生去负责实施。6 年以后，我们收集到 60 例完成病例，由即将毕业的另外一名博士生去统计病例资料时才发现，随机分配到 MBT 直丝弓组需要强支抗的病例没有一例使用了口外弓支抗，全部使用了种植钉支抗，这是我始料不及的，但是已经无法修改，算我监管不力吧。如果要深挖一下我为什么不严格监管，我觉得与我崇尚自然的实验模型有关，就是完成随机分配后，研究者尽量少干预临床医生的决策，让他们按照自己的临床判断，做他们认为正确的事。因为在生理性正畸认知模型中，我们知道不可能像实验室那样去控制所有的变量，相反我们会坦然接受所有的变量，但通过随机分配去尽量均衡各组间的影响因素，这样的实验结果才会对真实世界的患者具有参考价值。那在接受了样本的个体差异变量但进行了随机分配之后，这两组的支抗强度有差别吗？结果是 MBT 组（其中强支抗手段为种植钉支抗）支抗丢失量平均为（2.70±1.66）mm；PASS 组支抗丢失量平均为（2.96±1.52）mm，两者没有统计学意义的差别，即使看绝对值的差异 0.26 mm 对临床治疗也没有意义。对于固守机械性支抗认知模型的正畸医生来说，这无疑又是一个难以接受的实验结果，好在三大正畸经典杂志之一的 *European Journal of Orthodontics* 在今年初接受了这个结果，相信在这本书出版时我们的研究结果也应该可以见刊了。

比较这两种正畸认知模型的差别就会发现，机械性正畸认知模型把机械力以外的因素都看作干扰因素，研究注重的是如何去除干扰因素后找到矫正器的力与牙齿移动之间的因果关系；而生理性正畸认知模型把所有生理性因素看作协同因素，所以研究设计中不会去刻意排除这些因素，而是接受我们研究的对象就是会受很多因素共同影响的现实，认为我们的干预手段是在与这些因素的相互作用下产生的。如果用统计学模型来比喻，前者相信实验应该得到一个单因素的线性回归方程，而后者相信实验结果应该是一个多元回归方程，可见不同的认知模型也会影响到研究者的实验设计。

对四维正畸学的研究才刚刚起步，在生理性因素的影响这一方面，我们还有很多的谜题需要去面对，正畸学其实和所有研究人的学科一样是多元、复杂、动态变化和充满了不确定性的，但我相信对正畸学认知模型的转换有助于年轻的正畸学者在正确的方向上探寻答案，从而促进这个学科的发展。生理性支抗控制矫治系统仅仅是用一个临床设计来验证新矫治理念的有效性，她可以说是促进口腔正畸学从三维机械性认知模型走向四维生理性认知模型的一个良好开端，但她距离理想的解决方案还有很长的路要去探索。

参考文献

1. LYSLE E JOHNSTONJR. Craniofacial Growth and Its Interaction with the Maxillary Anchor Molars. In：Tian Min Xu. Physiologic Anchorage Control. Berlin：Springer Nature，2017：49-59.

2. TWEED CH. Clinical Orthodontics. St. Louis：The C. V. Mosby Company，1966.

3. TIAN-MIN XU，XIAOYUN ZHANG，HEE SOO OH，et al. Randomized clinical trial comparing control of maxillary anchorage with 2 retraction techniques. Am J Orthod Dentofacial Orthop，2010，138（5）：544，e1-e9；discussion 544-545.

4. HONG SU，BING HAN，SA LI，et al. Compensation trends of the angulation of first molars： retrospective study of 1403 malocclusion cases. Int J Oral Sci，2014，6（3）：175-181.

5. TIAN MIN XU. Concept of Physiologic Anchorage Loss. In：Tian Min Xu.

Physiologic Anchorage Control. Berlin：Springer Nature，2017：61-69.

6. 冯婷婷. 上颌第一磨牙生理性移动对正畸治疗及治疗后稳定性的影响. 北京：北京大学口腔医学院，2020.

7. A BJÖRK，V SKIELLER. Facial development and tooth eruption. An implant study at the age of puberty. Am J Orthod，1972，62（4）：339-383.

8. XIAOYUN ZHANG，SHELDON BAUMRIND，GUI CHEN，et al. Longitudinal cruptive and posteruptive tooth movements， studied on oblique and lateral cephalograms with implants. Am J Orthod Dentofacial Orthop，2018，153（5）：673-684.

9. 于跃，许天民. 最小二乘曲线拟合法测量 Spee 氏曲线. 中华口腔正畸学杂志，2015，22（2）：78-82.

10.R IRVINE，S POWER，F MCDONALD，et al. The effectiveness of laceback ligatures： a randomized controlled clinical trial. J Orthod，2004，31（4）：303-311；discussion 300.

11. S BRAUN，H L LEGAN. Changes in occlusion related to the cant of the occlusal plane. Am J Orthod Dentofacial Orthop，1997，111（2）：184-188.

12. JIE-NI ZHANG，XUE-DONG WANG，JIU-XIANG LIN. Longitudinal Quantitation of Tooth Displacement in Chinese Adolescents with Normal Occlusion. Curr Med Sci，2019，39（2）：317-324.

13. 蒋亦然. 建立青少年拔牙矫治客观判断支抗强度的预测模型. 北京：北京大学口腔医学院，2020.

14. G CHEN，S CHEN，X Y ZHANG，et al. Stable region for maxillary dental cast superimposition in adults， studied with the aid of stable miniscrews. Orthod Craniofac Res，2011，14（2）：70-79.

15. 滕飞. 上颌前磨牙拔除后邻牙生理性漂移的三维移动规律及其影响因素分析. 北京大学口腔医学院，2019.

16. S BAUMRIND，Y BEN-BASSAT，L A BRAVO，et al. Partitioning the components of maxillary tooth displacement by the comparison of data from three cephalometric superimpositions. Angle Orthod，1996，66（2）：111-124.

17. STEVE MARSHALL，DEBORAH DAWSON，KARIN A SOUTHARD，et al. Transverse molar movements during growth. Am J Orthod Dentofacial Orthop，2003，124（6）：615-624.

18. RICHARD M HESBY，STEVEN D MARSHALL，DEBORAH V DAWSON，et al. Transverse skeletal and dentoalveolar changes during growth. Am J Orthod Dentofacial Orthop，2006，130（6）：721-731.

19. S BAUMRIND，E L KORN. Postnatal width changes in the internal structures of the human mandible：a longitudinal three-dimensional cephalometric study using implants. Eur J Orthod，1992，14（6）：417-426.

20.H IŞERI，B SOLOW. Change in the width of the mandibular body from 6 to 23 years of age：an implant study. Eur J Orthod，2000，22（3）：229-238.

21. 刘施瑶 . 青少年颌骨宽度生长与第一磨牙代偿规律的研究 . 北京大学口腔医学院，2018.

22. GUANGYING SONG，HUIZHONG CHEN，TIANMIN XU. Nonsurgical treatment of Brodie bite assisted by 3-dimensional planning and assessment. Am J Orthod Dentofacial Orthop，2018，154（3）：421-432.

23. 曾婧婧，徐开凡，高雪梅，等 . 舌体对舌力介导器的静息压力分析 . 北京大学学报（医学版），2015，47（6）：1000-1004.

24. 徐开凡，郑晖，蔡斌，等 . 舌力介导器（一种改良横腭杆）支抗作用的初步临床研究 . 中华口腔正畸学杂志，2017，24（2）：95-99.

出版者后记
Postscript

科学技术文献出版社自 1973 年成立即开始出版医学图书，40 余年来，医学图书的内容和出版形式都发生了很大变化，这些无一不与医学的发展和进步相关。《中国医学临床百家》从 2016 年策划至今，感谢 600 余位权威专家对每本书、每个细节的精雕细琢，现已出版作品近百种。2018 年，丛书全面展开学科总主编制，由各个学科权威专家指导本学科相关出版工作，我们以饱满的热情迎来了《中国医学临床百家》丛书各个分卷的诞生，也期待着《中国医学临床百家》丛书的出版工作更加科学与规范。

近几年，中国的临床医学有了很大的发展，在国际医学领域也开始崭露头角。以北京天坛医院牵头的 CHANCE 研究成果改写美国脑血管病二级预防指南为标志，中国一批临床专家的科研成果正在走向世界。但是，这些权威临床专家的科研成果多数首先发表在国外期刊上，之后才在国内期刊、会议中展现。如果出版专著，又为多人合著，专家个人的观点和成果精华被稀释。为改变这种零落的展现方式，作为科技部所属的唯一一家出版机构，我们有责任为中国的临床医生提供一个系统展示临床研究成果的舞台。为此，我们策划出版了这套高端医学专著——《中国医学临床百家》丛书。

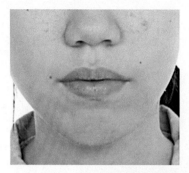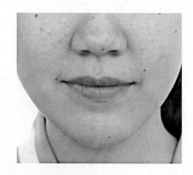

彩插 4　拔牙矫治对唇红形态的影响

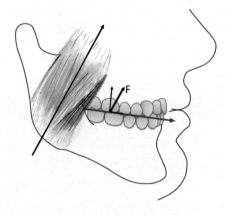

彩插 5　咬肌方向与磨牙咬合力，F 代表咬肌在磨牙殆面的力，可以分解为沿磨牙方向的
压榨力及沿殆平面方向的水平力

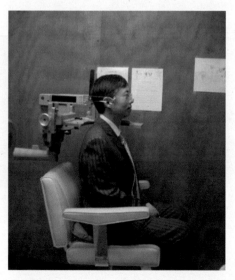

彩插 6　Broadbent 发明的头颅定位架

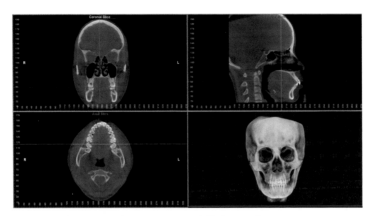

彩插 7　CBCT 数据的基本显示窗口

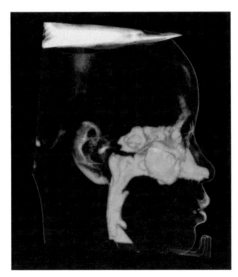

彩插 8　通过三维重建评估气道情况

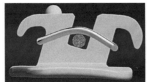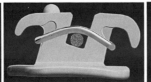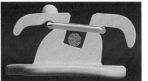

彩插 9　MLF 多态低摩擦托槽

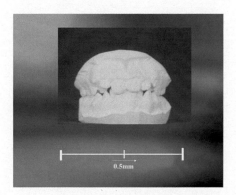

彩插 10　下中线的诊断

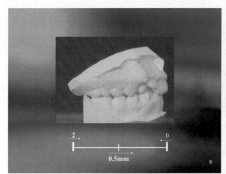
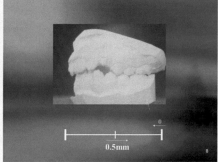

彩插 11　左右磨牙关系的诊断

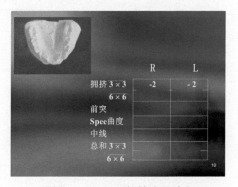

彩插 12　下牙列拥挤度的诊断

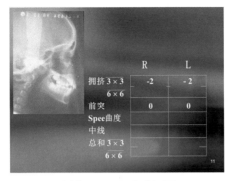

	R	L
拥挤 $\dfrac{3\times3}{6\times6}$	-2	-2
前突	0	0
Spee曲度		
中线		
总和 $\dfrac{3\times3}{6\times6}$		

彩插 13 切牙突度测量

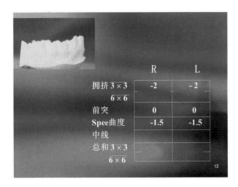

	R	L
拥挤 $\dfrac{3\times3}{6\times6}$	-2	-2
前突	0	0
Spee曲度	-1.5	-1.5
中线		
总和 $\dfrac{3\times3}{6\times6}$		

彩插 14 Spee 氏曲度测量

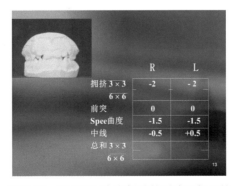

	R	L
拥挤 $\dfrac{3\times3}{6\times6}$	-2	-2
前突	0	0
Spee曲度	-1.5	-1.5
中线	-0.5	+0.5
总和 $\dfrac{3\times3}{6\times6}$		

彩插 15 正中线对左右间隙的影响是相反的

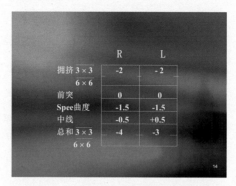

彩插 16　下牙弓牙量骨量不调的总量

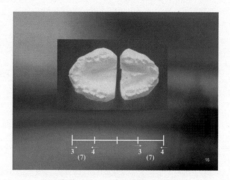

彩插 17　下尖牙移动计划

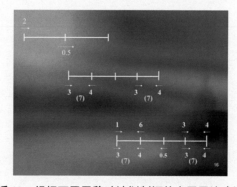

彩插 18　根据下牙弓移动计划制订的上牙弓治疗计划

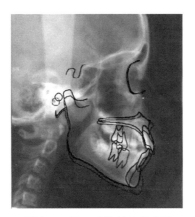

彩插 19　被忽略掉的生长变化

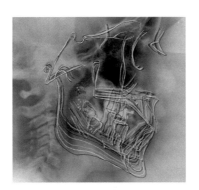

彩插 20　美国金属标记钉纵向生长发育样本在前颅底中部的重叠，注意 N 点的生长变化；下颌骨向前的生长量大于上颌骨；下颌骨金属标记钉连线的顺时针旋转量明显大于上颌骨金属标记钉连线的旋转量

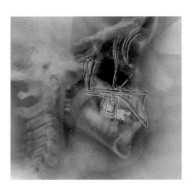

彩插 21　美国金属标记钉纵向生长发育样本，注意在上颌金属标记钉重叠后，颧牙槽嵴前缘重叠得最好

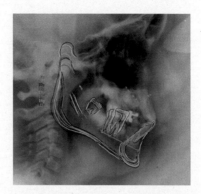

彩插 22　美国金属标记钉纵向生长发育样本，注意在下颌金属标记钉重叠后，下颌
联合内壁及前部、下牙槽神经管重叠得最好

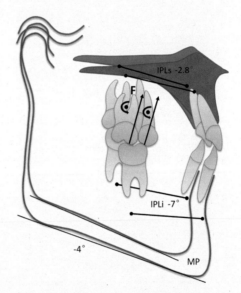

IPLs 代表上颌金属标记钉连线；IPLi 代表下颌金属标记钉连线；MP 代表下颌平面。图中数据引自 Björk 经典文献。

彩插 23　下颌旋转明显大于上颌旋转，导致上磨牙伸长并前倾代偿的力学分析

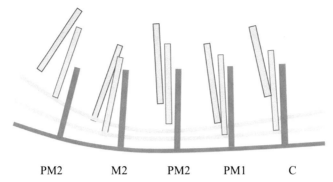

PM2　　　　M2　　　　PM2　　　　PM1　　　　C

彩插 24　用竖条代表颊侧观从尖牙到第二磨牙的牙长轴，随着 Spee 氏曲度减小，上磨
牙（M2、M1）牙长轴逐渐前倾，而尖牙和双尖牙（C，PM1、PM2）逐渐后倾

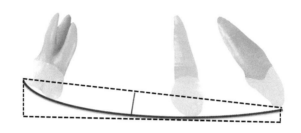

　　红色曲线代表治疗前上牙弓 Spee 氏曲深度，其弦长代表以切牙和磨牙构成的上颌全牙弓𬌗
平面，正畸医生在治疗前自己指定的某个𬌗平面上分析牙弓间隙，但𬌗平面会随着下颌骨的旋转
及治疗策略不同而变化，所以治疗后的𬌗平面与治疗前的𬌗平面往往不是同一个参照平面，治疗
前后总的牙弓间隙量是不同的。

彩插 25　治疗后的𬌗平面跟治疗前的𬌗平面是两个不同的参照平面

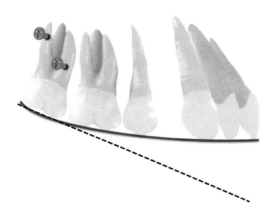

彩插 26　当上颌第二磨牙的支抗最强时，直丝弓整平上颌 Spee 氏曲度的结果将是所有
牙齿在以 M2 决定的𬌗平面上排齐

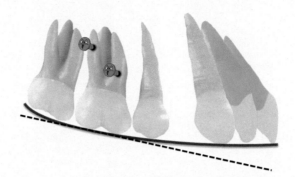

彩插 27　当上颌第一磨牙的支抗最强时，直丝弓整平上牙弓的结果将是所有牙齿都在以 M1 决定的殆平面上排齐

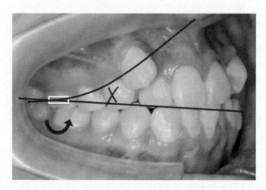

彩插 28　临床最常见的拥挤病例，拔除双尖牙用直丝弓排齐时，尖牙垂直向位置会导致上磨牙前倾

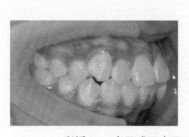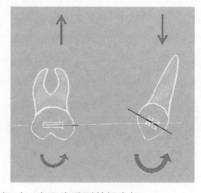

彩插 29　尖牙或双尖牙后倾时，磨牙将受到前倾力矩

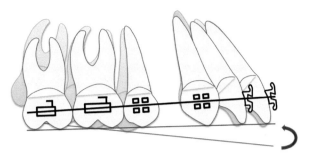

彩插 30　殆平面角度变小会增加磨牙远中关系

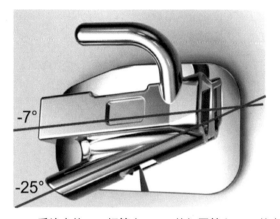

彩插 31　PASS 系统中的 XBT 颊管由 −25°的细圆管和 −7°的方管组成

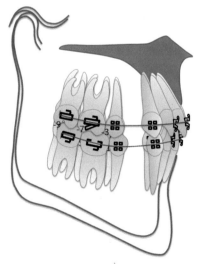

彩插 32　PASS 在每颗后牙上都设计了后倾角度，以对抗牙列的动态变化趋势，从而达到调控后牙萌长方向的目的，而不是像直丝弓托槽直接预置了最终状态的静态正常值

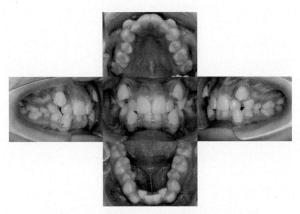

彩插 33　严重拥挤，Ⅱ类 1 分类亚类病例

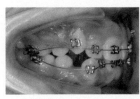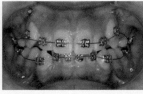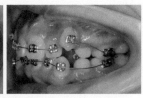

彩插 34　0.014" 细镍钛圆丝吊扎尖牙，1 个月后，尖牙向𬌗向及远中移动

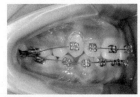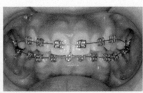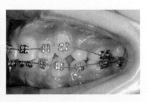

彩插 35　4 个月后，4 颗尖牙自行进入第一双尖牙拔牙间隙，粘下颌第二双尖牙托槽和
第二磨牙

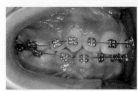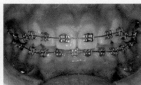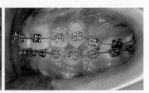

彩插 36　5 个月后粘上颌第二双尖牙和第二磨牙，换 0.016"NiTi 丝，入第一磨牙的
-7°方管

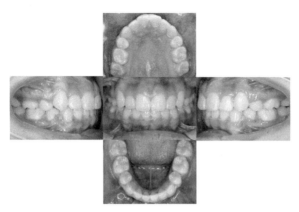

彩插 37　13 个月完成正畸治疗，牙齿排列整齐，覆盖覆𬌗正常，牙弓宽度正常，双侧
磨牙中性，咬合关系良好

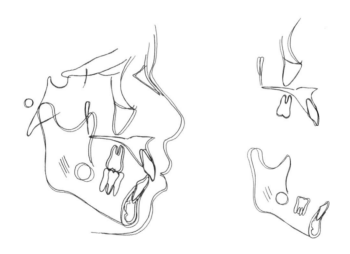

彩插 38　治疗前后重叠图显示上下颌骨少许向前生长，上下切牙轻度内收，上下磨牙
支抗都达到了强支抗的控制效果

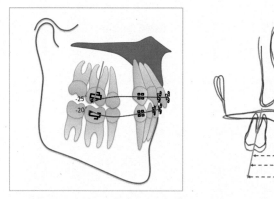

彩插39 后倾力矩并不能阻止磨牙伸长的代偿性变化，但却可以改变后牙萌出的方向，从向前向下改变为向后向下，从而起到类似于推磨牙向后的效果

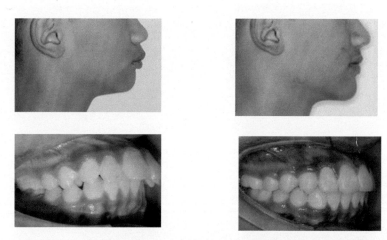

彩插40 PASS非拔牙矫治，注意治疗后牙长轴的变化及唇突度的减小

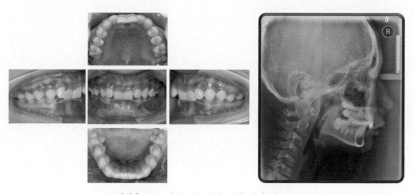

彩插41 全牙弓正锁𬌗青少年患者

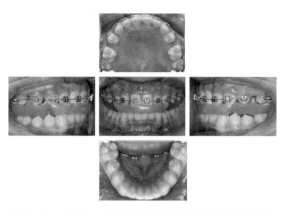

彩插 42　矢状方向改变下牙弓位置减小了宽度不调

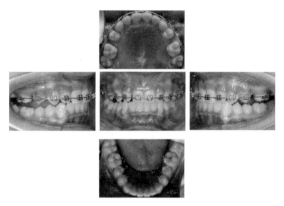

彩插 43　后牙交互牵引减小正覆盖

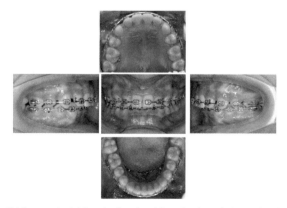

彩插 44　宽度矫正完成，仅剩拔牙间隙及咬合关系调整

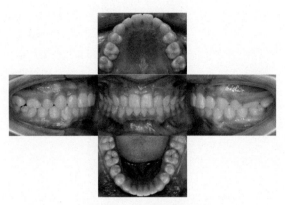

彩插45 治疗后牙殆关系

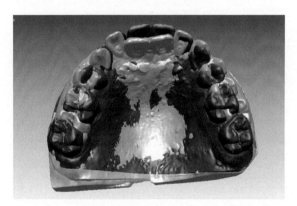

彩插46 治疗前后上颌模型在硬腭稳定区重叠,显示上牙弓宽度明显减小

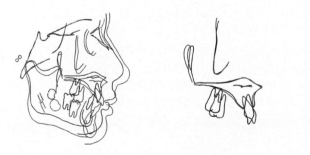

彩插47 治疗前后头影测量重叠

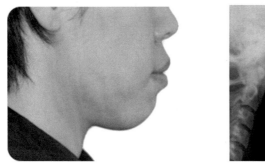
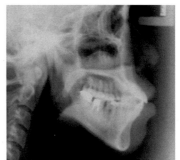

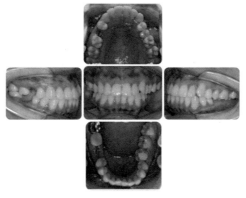

彩插 48　成人双颌前突、高角、后牙正锁𬌗

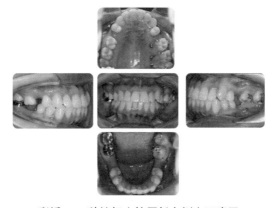

彩插 49　种植钉支抗压低左侧上下磨牙

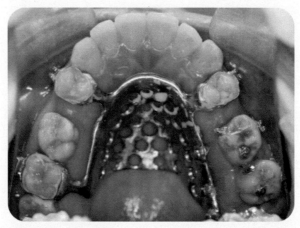

彩插 50　铸造腭托用右侧第二磨牙、左右第一双尖牙及舌肌作为支抗，在原种植钉
支抗处铸造了 3 个钉突取代种植钉

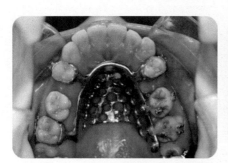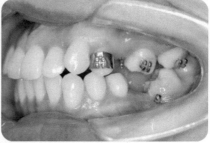

彩插 51　左侧磨牙压低，同时解除正锁𬌗

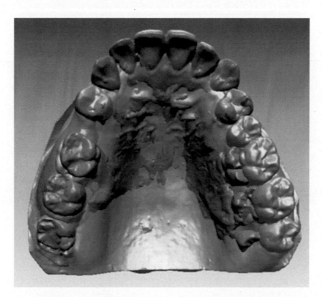

彩插 52　模型重叠显示左上磨牙压低并腭向移动

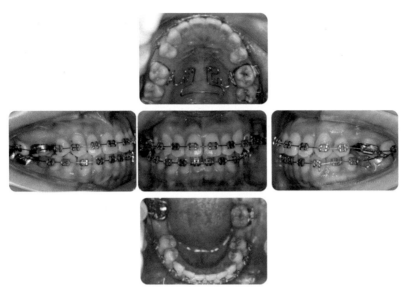

彩插 53　可调式舌力介导器对上磨牙进行三维方向的控制

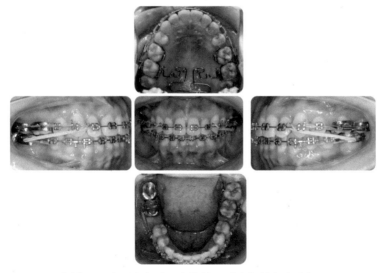

彩插 54　磨牙直立后，内收前牙减小矢状向突度问题

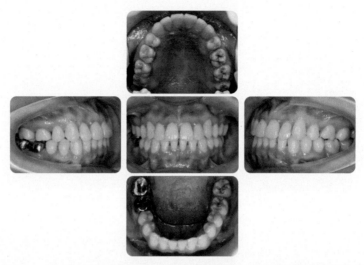

彩插 55　治疗后牙列整齐，前牙正常覆盖覆𬌗，磨牙建立完全远中关系

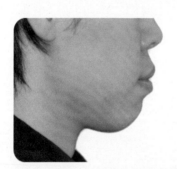 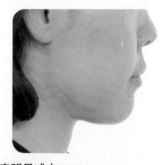

彩插 56　治疗后嘴唇突度明显减小

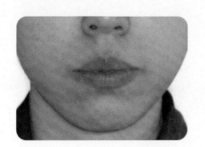 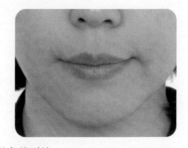

彩插 57　治疗前后唇红形态的对比